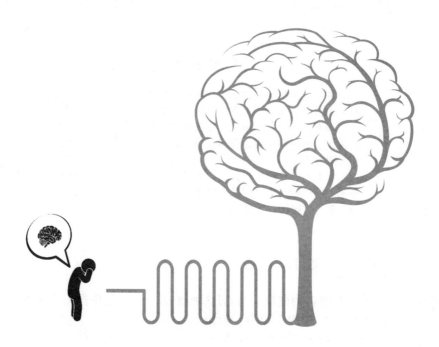

安徽省护理质量控制中心推荐

脑卒中患者的
健康管理

任海燕　编著

U0305657

中国科学技术大学出版社

内 容 简 介

本书包含脑卒中的全程应对及常见问题的处理，分别从脑卒中科普、脑卒中患者的社区管理和家庭康复、脑卒中的高危因素管理以及脑卒中的中医药防治四个方面进行了详实的阐述，为脑卒中患者管理健康、适应生活提供了科学依据和实用方法。

本书内容全面实用，是广大脑卒中患者家庭不可多得的参考书，同时可为基层从事脑卒中筛查防控或健康教育工作的医务人员提供有效参考。

图书在版编目(CIP)数据

脑卒中患者的健康管理/任海燕编著. —合肥：中国科学技术大学出版社，2019.6(2020.8重印)
ISBN 978-7-312-04561-5

Ⅰ. 脑⋯ Ⅱ. 任⋯ Ⅲ. 脑血管疾病—防治 Ⅳ. R743

中国版本图书馆CIP数据核字(2018)第202724号

出版	中国科学技术大学出版社
	安徽省合肥市金寨路96号，230026
	http://press.ustc.edu.cn
	https://zgkxjsdxcbs.tmall.com
印刷	永清县晔盛亚胶印有限公司
发行	中国科学技术大学出版社
经销	全国新华书店
开本	880 mm×1230 mm 1/32
印张	5.625
字数	122千
版次	2019年6月第1版
印次	2020年8月第3次印刷
定价	32.00元

序

随着我国居民生活水平的提高、生活方式的改变和人口老龄化的到来，脑卒中发病率在不断上升，目前已成为我国人口的第一大致死病因。据调查，全国现存脑卒中患者约7 000万人，每年约有200万新发患者，同时约有高危非致残患者2 000万。

脑卒中防控是重中之重，目前属基层社区卫生管理的重点范畴。2017年，安徽省在推进医联体建设的过程中，率先选派高年资护士下沉社区，搭建综合慢性病防控工作室，创新紧密医联体模式。社区实践证明：有限的基层医疗和康复资源无法满足脑卒中患者多元化的健康需求，社会问题不容忽视。对脑卒中认知普遍欠缺，自身康复意识淡薄，错过最佳治疗或康复时机的脑卒中患者屡见不鲜。改善我国脑卒中现状是落实党的十九大报告提出的实施健康中国战略的重要体现，应该通过跨学科合作建立脑卒中的防控模式，帮助公众了解脑卒中的健康管理知识及理念。

鉴于此，中国科学技术大学附属第一医院(安徽省立医院)护理部特邀医联体慢性病防控工作室的专家指导，组织编写了《脑卒中患者的健康管理》一书。该书包含脑卒中的全程应对及常见问题的处理，分别从脑卒中科普、脑卒中患者的社区管理和家庭康复、脑卒中的高危因素管理以及脑卒中的中医药防治四个方面进行了详实的阐述，为脑卒中患者管理健康、适应生活提供了科学依据和实用方法。

　　该书内容全面实用，依据最新的国际循证，从脑卒中的预防到急救、康复到适应，关注脑卒中的全程应对，既体现了作者丰富的实践经验，又广泛吸收了脑卒中及慢病防控领域的最新理念和专家共识。该书以图文并茂的形式和通俗易懂的语言，力图让读者掌握相关必要知识且便于操作，是广大脑卒中患者家庭不可多得的参考书，同时可为基层从事脑卒中筛查防控或健康教育工作的医务人员提供有效参考。相信该书的出版会对脑卒中患者的有效健康管理发挥积极作用，也会受到读者的喜爱。

前　言

　　脑卒中，又称卒中、中风或脑血管意外，具有"四高"(高发病率、高死亡率、高致残率、高复发率)的特点。这是每个人都需要了解的疾病，多一点了解，就会让更多人受益。

　　随着人口老龄化程度的提高，我国脑卒中患者群体的健康服务需求也在日益增加，对脑卒中患者实施系统管理、社区居家康复势在必行。脑卒中后康复是一个长期的过程，约80％的时间在社区和家庭中进行，这说明脑卒中后康复相当长的时间是回归家庭和社会后的康复和适应。大量实践证明，及时有效的康复治疗能改善脑卒中患者的功能，提高其自理能力和生活质量。本书旨在满足脑卒中患者多元化的健康需求，帮助他们更好地应对脑卒中、管理健康。

　　本书适合脑卒中患者家庭、基层医护人员使用，书中既包含脑卒中专科的新技术，又包含脑卒中的中医药防治和脑卒中康复的相关知识，关注脑卒中全程。本书系统全面，以问题为导向，结合丰富的实例，讲解脑卒中的全程应对，包括急性期如何正确就医、社区家庭康复和如何预防复发等；以结构化的教育训练为模式，结合实践运用，可读性强，内容涵盖筛查评价、健康宣教、个体化康复指导、家庭和社区适应以及中医药防治认识等。

　　本书内容深入浅出，操作简便，既能帮助社区脑卒中患者及其家属更好地了解脑卒中，又能帮助医护人员规范、合理地予以脑卒中后宣教和干预指导，促进脑卒中患者的康复和生活适应。

最后，诚挚感谢中国科学技术大学附属第一医院（安徽省立医院）宋瑰琦主任、王国平主任、程昭昭医师、殷益宏医师等专家的指导，感谢三孝口街道社区服务中心汪滢滢副主任及中国科学技术大学附属第一医院（安徽省立医院）心内科韦学萍，神经内科吴玲玉、胡海颖等在本书编写过程中给予的帮助，感谢中国科学技术大学附属第一医院（安徽省立医院）神经内科王耀在绘图上的协助。

任海燕

2018年5月

目　录

第一章

脑卒中科普

第一节　脑卒中概述

脑卒中又称急性脑血管病，俗称"中风"，它是由脑血管突然破裂或阻塞引起的脑缺血缺氧导致的一组疾病。脑卒中是一种具有"四高"特点的疾病，即高发病率、高死亡率、高致残率、高复发率，给个人、家庭及社会带来沉重的负担。脑卒中在治疗上也要花费大量的人力、物力、财力，并且效果难以令人满意。

脑卒中可分为出血性和缺血性两大类。出血性脑卒中包括临床上诊断的脑出血和蛛网膜下腔出血两种；缺血性脑卒中临床常用的诊断分类名词较多，包括脑梗死、脑血栓形成、脑栓塞等，详见表1.1。脑出血患者多会表现出剧烈头痛、频繁呕吐、半身瘫痪甚至昏迷不醒等症状，严重者甚至会很快死亡。蛛网膜下腔出血最常见的原因是颅内动脉瘤破裂或脑血管畸形破裂，一般发病较急，头痛剧烈，以中青年人居多。缺血性脑卒中一般症状发生较平缓，多数患者意识清楚，以口眼歪斜、半身不遂或无力、言语困难、肢体麻木、智力障碍等为主要表现。

表1.1　急性脑血管病的分类

急性脑血管病(即脑卒中)			
缺血性脑卒中		出血性脑卒中	
24小时内恢复	超过24小时	出血迫入脑室	脑表面出血
短暂性脑缺血发作(简称TIA)	脑梗死	脑出血	蛛网膜下腔出血

　　我们首先需要了解的是脑卒中是一种常见病。世界脑卒中组织(world stroke organization，WSO)报告显示，当今世界脑卒中的发病现状是"6中有1"，即全世界每6个人中，就有1人可能患脑卒中；每6秒，就有1人死于脑卒中或永久致残。而我国是脑卒中的重灾区，脑卒中年龄标准化患病率为(260~719)/100 000人，现有脑卒中患者约7 000万，每年新发患者约200万，其中致残、致死率达30%~40%，每12秒即有一个中国人发生脑卒中，每21秒就有一个中国人死于脑卒中，同时有高危非致残患者2 000万。这是每个人都需要了解的疾病，早一点关注，多一点了解，会让更多人受益。

　　随着医疗条件的改善和临床医疗技术的进步，脑卒中的病死率较以往相对下降，但同时也导致了我国脑卒中患病人群大幅增加，致残率居高不下。脑卒中患者回归社会和家庭、重建身心平衡、最大限度地恢复自我照顾能力是其最终的康复目的。大量资料表明，我国脑卒中患者的家庭康复护理带有盲目性和随意性，社区居家康复工作尚未系统开展。当前我国脑卒中病患多发、有能力管理脑卒中的基层专业人员严重短缺，迫切要求医疗系统、医护人员、患者及家庭联动，找到最有效、最经济和最可行的方法，实现对脑卒中患者全程健康服务的支持与管理。

第二节 脑卒中的认识误区

多少年来，人们一谈到脑卒中马上联想到的是突发意识不清、偏瘫、智力低下甚至死亡。一个家庭如果和脑卒中"相遇"，就等于和绝望联系在一起。即便还有一丝希望，那也是遥遥无期，康复不知道是多少年以后的事情。

其实，脑卒中是中老年人的常见病、多发病，是现今人类死亡率最高的三大疾病之一，也是三大疾病中发展最快、恢复最慢、死亡最多、致残最重的病种，因其发病以后常导致患者的一侧肢体失去控制或运动障碍，所以脑卒中在民间也叫"半身不遂"。

目前，人们对脑卒中仍存在多种认识误区，应该提高警惕。

一、误区1：脑卒中不能预防

脑卒中发病前往往有许多先兆，比如大多数患者发病前会有一次到多次的短暂脑缺血发作(俗称小卒中)，表现为突然发生的单眼或双眼看不清东西，面部或单侧肢体麻木、无力，说话口齿不清，剧烈头痛等症状，一般发作仅持续几分钟便消失，极易被患者忽略。一旦出现上述先兆，常预示着大卒中的来临，必须及时到医院求治，不可延误。

在日常生活中合理饮食，保持适当的体力活动，积极治疗高血压、心脏病、糖尿病、高血脂等疾病，戒烟、限酒，保持理想体重及乐观心态等，可有效地防止脑卒中的发生。

二、误区2：中青年人不必担心发生脑卒中

此种认识是极其错误的。大量的临床资料表明，脑卒中患者绝大部分是在60岁以前发病的，并有年轻化的趋势。因此，中青年人切不可掉以轻心、麻痹大意。

三、误区3：血压高时服药，血压正常时就可以停药

很多患者在应用降压药治疗一段时间，血压降到正常后就立即停药，结果停药后血压又升高，于是又再使用药物降压。这种间断和无规律的治疗不但会造成血压较大幅度的波动，而且加重了动脉硬化和对心脏、脑、肾脏等器官的损害。正确的服药方法是血压降到目标范围后，在医生的指导下坚持服药。应注重平稳控制血压，减少血压大幅波动。

四、误区4：血压降得越低越好

一些高血压患者在得知血压高后很着急，希望能很快将血压降下来，这种想法是错误的。血压降得过快、过低会使人感到头晕、乏力。高血压患者应将血压控制在低于140/90 mmHg(毫米汞柱)的水平，合并糖尿病和肾脏病的患者降压目标以低于130/80 mmHg为宜。但对于合并脑血管狭窄的高血压患者，为保持充足的脑部供血，应将血压维持在相对高一些的水平。脑血管狭窄程度较重时，如果将血压降得过低，会使本来就已处于缺血状态的大脑进一步加重缺血，发生脑梗死。70岁以上的老年人将血压

控制在 140~150 mmHg/80~90 mmHg 也是可以接受的。所以，患者应根据自身的实际情况将血压控制在合理的水平。

五、误区5：血压正常或偏低者不会得脑卒中

很多人都知道高血压患者容易得脑卒中，高血压是脑出血和脑梗死最重要的危险因素，但不是唯一的危险因素。脑动脉硬化患者由于脑血管管腔变得狭窄，以及其他一些危险因素存在，即使血压正常或偏低也同样会得脑卒中，只是发病的概率要比高血压患者少。

六、误区6：瘦人不会得脑卒中

与胖人相比较，瘦人得脑卒中的概率相对低一些，但绝对不可因此而放松警惕。瘦人也可以患高血压、糖尿病、动脉硬化、血脂紊乱等疾病，这些都是引起脑卒中的高危因素，因此瘦人也可能会得脑卒中。

七、误区7：轻微脑卒中可以等待自己好转

脑卒中是发展最快、恢复最慢、死亡最多、致残最重的疾病，其最佳治疗时机是发病后几个小时内，所以脑卒中早期的患者、患者家属和医务人员做的事情是在和死神赛跑，早治疗1分钟，就会给患者多留下一些生存的希望。在这个时候，患者如果选择等待自己好转，是非常危险的。

小卒中发作的患者能在24小时内完全恢复。但大约有半数的小卒中发作患者如果不加以必要的治疗，在1年内将会发生脑卒中。约有10%的脑卒中患者以前至少经历过一次小卒中发作。小卒中发作的症状与脑卒中极其相似，

也会出现语言表达不清、肌肉无力、视力障碍或精神错乱等症状，只不过持续时间短。患者若有小卒中发作的症状应及时就医，即一旦出现头痛，头晕，面部、肢体麻木无力等症状，要尽快到神经科就诊。就诊越及时，治疗效果越理想。

专家认为，当一个人出现前期症状时，应该密切关注。让医生鉴别评价并采取相应措施，应用抗凝药或其他药物可以有效地预防脑卒中的发作。万万不可心存侥幸或消极等待，以致小病酿成灾难。

八、误区8：不选择救护车转院

在转院的时候，很多患者不是选择救护车转院，而是选择自己转院。有数据显示，选择救护车转院的脑卒中患者大约只有23%，其余77%的人选择自己找车、家里人开车或者乘出租车，这都是不太合适的。它的不合适表现在两个方面：第一，患者或者家属并不知道哪个医院是治疗脑卒中比较好的医院；第二，如果患者在转院途中出现病情变化，非专业人员可能会因处理不当而对患者造成伤害。所以，在此建议大家：第一，要争分夺秒地抢时间；第二，要选择专业的救护车转运患者。

九、误区9：脑卒中患者不可能完全恢复

事实上，只有15%的脑卒中患者出现严重伤残，这些患者可能会永久性地失去说话的能力或者偏瘫。每年发生脑卒中的患者中，约有2/3能够存活下来，约有1/3的患者可以恢复到发病前的状态。在脑卒中患者中，大约有半数

的患者在经过急性期治疗后仍然有说话障碍和部分偏瘫，但许多患者在坚持适当治疗后还是能有所恢复。

十、误区10：定期输液(疏通血管的药物)可以预防脑卒中

目前还没有科学研究证明这种输液预防的方法是有效的。单靠短期静滴一两种药物是不能起到预防作用的。及时防治相关疾病(高血压、心脏病、糖尿病、高血脂、肥胖等)和改变不良生活方式(吸烟、酗酒等)才是预防脑卒中的有效措施。

十一、误区11：脑卒中治愈后一般不会复发

事实上这种观点是错误的。复发率高是脑卒中的一大特点，如果不注意预防，3~5年内，脑卒中的复发率为25%~75%。这是因为，所谓脑卒中治愈只是急性期临床症状的消失，其病理基础如动脉硬化、高血压、高血脂及糖尿病等并没有治愈。因此，脑卒中恢复后一定要继续治疗原发病，加强自我保健，定期复查，警惕和防止复发。

十二、误区12：脑血管狭窄都可以用支架治疗

脑动脉狭窄会显著增加患缺血性脑卒中的风险，对于严重的血管狭窄，内科治疗方法往往对其束手无策，而血管内支架治疗以其肯定的临床疗效已在我国迅速开展。但专家指出：并非所有的脑血管狭窄患者都需要血管内支架治疗。对于是否实施支架治疗，医生会根据脑血管狭窄患者的脑血流情况、病情特点以及衡量支架治疗对患者的好

处与风险，综合分析后做出判断。对有症状的轻中度脑血管狭窄患者，应首选正规内科药物治疗，内科治疗无效时再考虑血管内支架治疗。盲目的支架治疗只能给患者及家属带来不必要的经济负担和心理压力，因此对支架治疗应持慎重态度。

十三、误区13：服用阿司匹林顾虑多、吃吃停停

用阿司匹林进行脑卒中二级预防的剂量为75~150毫克/天，需要长期服用。由于担心阿司匹林的毒副作用，有些患者不能坚持服用，这样做是错误的。这与阿司匹林的作用机理有关：阿司匹林在体内的分解产物与血小板中的环氧化酶结合，抑制血小板聚集，发挥抗血栓的作用。但血小板在血循环中的寿命只有7天左右，随着体内新生血小板的不断诞生，血小板的聚集功能会逐步恢复，只有每天坚持服用有效剂量的阿司匹林，才能抑制新生血小板的聚集功能，达到预防血栓的目的。

近年来，国外的研究显示，脑卒中的存活者如果中断使用阿司匹林，在1个月内缺血性脑卒中的复发危险将会增加3倍以上，停药一周内更应当引起注意。阿司匹林最主要的副作用是引起消化道不适，包括出血，如果确实因为服用阿司匹林出现胃肠道不适等副作用，应在医生的指导下换用其他的抗血小板聚集药物或者联合胃黏膜保护剂使用。

那么，阿司匹林是早晨服用好还是晚上服用好呢？目前并没有关于阿司匹林早晚服用效果和不良反应的对照研究，从阿司匹林的药物机理方面看，早晨或是晚间服用都可以。

十四、误区 14：他汀类药物只是降血脂药,血脂达标后即可停用

他汀类药(如阿托伐他汀、辛伐他汀等)不仅仅是降脂药，也是调节血脂从而抗动脉粥样硬化的药物。抗动脉粥样硬化治疗需要长期服用他汀类药才能见效，若中途停药会导致粥样硬化斑块继续增长、斑块脱落或不稳定的斑块发生破裂，上述情况都会引发脑卒中再次发生。因此，如果没有其他禁忌证，一般他汀类药物应该长期坚持服用。

第三节　脑卒中的发现与预警

第三节　脑卒中的发现与预警

脑卒中的早期症状往往容易被患者或家属忽视，因而没有及时就医，最终延误了治疗。因此，认识脑卒中的早期症状有非常重要的意义。

无论是出血性还是缺血性脑卒中，起病突然，对安静或活动时突然发生的下列症状，都必须高度警惕。脑卒中早期常见的症状有：

1. 全脑受损害症状

头痛、恶心、呕吐，严重者有不同程度的神志不清，如迷糊或昏迷不醒。

2. 局部脑损害症状

脑的某一部位出血或梗死后，依部位的不同而出现复杂多样的症状，但常见的症状主要有以下几点：

(1) 偏瘫，即一侧肢体没有力气，有时表现为没有先兆的突然跌倒。

(2) 偏身感觉障碍，即一侧面部或肢体突然麻木，感觉不舒服。

(3) 偏盲，即双眼的同一侧看不见东西或视物模糊。

(4) 失语，即说话不清楚，说不出话，或听不懂别人及自己说的话，不理解也写不出以前会读、会写的字句。

(5) 眩晕伴恶心、呕吐，眩晕即看东西天旋地转或感觉自身旋转。

(6) 复视，即看东西出现双影。

(7) 发音、吞咽困难，说话时舌头发"木"，饮水呛咳。

(8) 共济失调，即走路不稳，左右摇晃不定，动作不协调。

这些症状有时单独出现一个，有时同时出现多个。美国心脏病脑卒中协会推荐患者自我进行脑卒中识别的方法简称"FAST"(面部 face、上肢 arm、语言测试 speech、时间 time)，有研究证实，"FAST"方法可以用于脑卒中的筛查诊断，正确判断大部分的急性脑卒中。当怀疑患者脑卒中时，"FAST"方法可以作为我国非专业神经科医生快速辨别脑卒中的一种手段。对社区群体，推荐如图 1.1 所示的 120 快速脑卒中识别法，此法更适合中国国情，它特别强调"时间就是大脑"，一旦突然出现面部不对称、上肢单侧无力、语言困难的症状，必须立即拨打急救电话"120"，紧急送到有条件的医院就诊。

1　看1张脸
不对称
口角歪斜

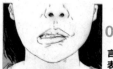

0　聆听语言
言语不清
表达困难

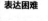

2　看2只胳膊
平行举起
单侧无力

快打120
有上述任何突发症状

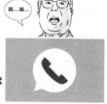

图1.1　120快速脑卒中识别

这些症状的持续时间可能短到几秒钟，但不论时间长短，只要发生以上症状，就应及时就医，记住口诀：1、2、0、快!千万要重视，尽快就诊很重要，可为患者赢得治疗时机，降低致残率，减少死亡率。

第四节　脑卒中的急救应对

发现患者脑卒中后，要沉着冷静，将患者放平，仰卧位，头偏向一侧，禁忌去枕仰头，避免口腔内的分泌物不能及时排出而发生呛咳、误吸甚至造成患者窒息。另外，切忌依据经验给患者服用药物，因为脑卒中大致可分为出血型和缺血型两种，两者症状可能相似，治疗却完全不同，故在没有确诊以前，绝对不能随意用药，以免加重病情。家属或社区医生应该首先拨打"120"急救电话并简单叙述病情，让急救医生做好抢救的准备。

脑卒中急性期患者一般入住综合医院的神经内科进行

救治。目前我国在推进各级脑卒中中心(脑卒中防治中心、高级脑卒中中心和国家示范脑卒中中心)的建设，包括脑卒中网络、脑卒中地图等，但各地技术发展并不平衡，脑卒中网络目前还没有完全建立起来。因此建议个人对所在活动区域内(3千米、20千米、100千米)的医疗机构，尤其是对能实施脑卒中救治的机构有所了解，以备在脑卒中来袭时，能够第一时间将患者送到至少能行静脉溶栓的医疗机构。

整个转运过程中，家属要尊重急救医师的意见。选择医院时，应选择有脑卒中治疗资质及有经验的医院。简单地说，选择至少可以24小时内都能做CT检查的医院。对脑卒中患者来说，"时间就是大脑"，越早治疗对将来的预后越有利。为脑卒中患者在超早期提供及时、规范、有效的治疗，是脑卒中救治的关键环节。尤其对缺血性脑卒中患者，超早期溶栓治疗是目前最有效的方法，而医院有无必要的溶栓条件及经验(如能够进行必要的影像检查、有专门的脑卒中团队、具备重症监护设施等)，将直接影响治疗的效果。

脑卒中患者在送至有条件的医院后，家属要向医务人员详尽介绍病情，不要盲目急于让医生用药，要配合医生做好相关的必要检查。确定病情后，医生将进行有针对性的医治和抢救，需要家属共同承担风险。在脑卒中急救时，时间是十分关键的，医生会解释治疗的意义及风险，也要求患者及家属抓紧时间做出决策，并配合医生做好各项治疗的准备工作，为抢救赢得时间。家属要耐心等待，切忌打扰患者，患者保持稳定的情绪有利于病情的恢复。

第五节　脑卒中的正确就医与诊疗配合

第五节　脑卒中的正确就医与诊疗配合

　　目前，预防和治疗脑卒中的中药、西药种类繁多，同时还有针灸、手术、介入等各类无创或有创的方法，例如脑血栓形成患者可以在时间窗内行急诊取栓术，可以用介入的方法去除脑血管内新鲜形成的血栓；脑出血患者可以行颅内钻孔引流术(用微创的方法帮助引出血块)和去骨瓣减压术(高颅压时)等手术治疗。医疗技术的发展，为脑卒中的有效治疗和预防提供了多种可采用的途径。但脑卒中患者到底应该如何正确就医与配合诊疗呢？

一、脑卒中的正确就医

　　脑卒中总体来说是一种急症，急性期治疗的原则主要为超早期治疗、个体化治疗、整体化观念和防治并发症。

1. 超早期治疗

　　全民提高脑卒中的急救意识，了解超早期治疗的重要性和必要性，尤其针对缺血性脑卒中患者，时间就是大脑，时间就是生命!

　　轻型脑卒中患者的症状容易被忽视。在对脑卒中患者进行超早期的治疗时要特别注意的是，颈动脉血运重建要尽快，尤其同时发现有颈动脉明显狭窄的患者，应该在缺血事件后48小时至7天之间对其进行血运重建，积极治疗，不得延误，目的就是预防缺血事件的再次发生。

成人急性缺血性脑卒中(acute ischemic stroke, AIS)治疗的关键在于尽早开通闭塞血管、恢复血流以挽救缺血半暗带组织。如果第一时间开通血管，重新恢复血流，可免除后遗症，脑卒中不可治愈的观念将被打破。这里说的"第一时间开通血管"的手段包括静脉溶栓、动脉溶栓和机械取栓，实施成功的关键在于快速启动患者的筛选、转运及多学科参与的"绿色通道"或临床路径。以前溶栓、取栓的时间窗是6~8小时，时间相对较短，落在这个时间窗内的患者较少，现在时间窗明显扩展到16小时甚至24小时，当然这个准确的时间窗需要专业医生来判断。我们应当尽量减少用药前的延误，超过一定时间即使血管再通，但神经元已经坏死且不可逆，因此是无效灌注，并不会获得良好预后。总之，溶栓、取栓治疗从症状出现到再灌注的时间越短，临床结局越好。

2. 个体化治疗

脑卒中患者的病理征和功能障碍个体差异大，脑卒中患者的治疗不可复制或一概而论。脑卒中可以理解为是由许多原因导致脑血管受损的一组疾病，是一组多病因、多因素、病情各异的脑部疾病，而非单一的疾病。应根据患者的年龄、脑卒中类型、病情、发病时间以及基础疾病等，采取最适当的个体化治疗。

3. 整体化观念

脑部病变是整体的一部分，要考虑脑与心脏及其他器官功能的相互影响，要积极防止并发症，如感染、压疮、脑卒中后焦虑或抑郁、脑心综合征、多脏器衰竭等。脑卒中患者的治疗应有全科医学的整体化观念，以降低病残率和复发率为目的，根据不同的病因、发病机制等，采取支持疗法、对症治疗或早期康复治疗、综合保护治疗等。

4. 防治并发症

对脑卒中的危险因素如高血压、糖尿病、心脏病等，应及时给予预防性干预措施，最终达到挽救生命、降低病残、预防复发的目的。

在脑卒中来临时，我们应该争分夺秒，早识别、早发现，尽早将患者送到脑卒中中心，根据整体化观念，遵循个体化治疗原则，注重预防并发症，接受专业的治疗。

二、如何配合医生选择治疗方法

患者和家属面对太多选择时可能会难以选择。面对报纸、电视等大众媒体的宣传广告和各种推销，怎样才能选出相对较好的药物和治疗方法而不被误导呢？为此，了解和掌握一些共同的基本原则很有必要。

什么是最好的治疗方法？有效、安全、经济和使用方便的药物或手段就是最好的疗法。能同时满足上述四个方面的疗法是最理想的疗法。如果不能找到同时满足以上四个条件的疗法，那么效果和安全性就是需要考虑的最重要的因素，即应选择利大于弊的疗法。如果有潜在效果但还不能充分肯定，那么安全性就是最重要的因素。下面参考循证医学，分别介绍怎样根据四个因素选择疗法。

1. 有效性

怎样才算是有效？应遵循科学研究证据并结合临床经验来判断疗效，而不是只根据个人的观点和看法来判断疗效。患者和亲属应该到正规的医院并在医生的指导下用药。不要轻信广告和推销，因为不少商业行为常常用词不实，过分夸大疗效，并回避副作用和其他不利因素。

2. 安全性

很多药物或疗法都有或轻或重的副作用，在选择时要充分考虑。但也应该明白，完全没有副作用的药物或疗法几乎是不存在的，并非只要有副作用就不能用了，关键是看副作用是否可以接受，应该判断效果和风险比例的大小，以确定是否值得去冒一定的风险来获得某种疗效。如果某疗法发生副作用的概率很低且不严重，同时疗效很显著，就值得选用。但对于创伤性疗法，例如手术和介入疗法的选择，应向医生仔细了解其风险和效益的大小，慎重做出决定。

3. 价格因素

各种治疗方法或药物的价格差异可能较大，但并非价钱越贵，效果越好。在个体化选择治疗药物或疗法时，需同时考虑患者的经济承受能力。

4. 使用是否方便

使用方便的药物可增加服药的依从性从而保证药物发挥应有的作用，特别是需要长期使用的预防性药物。例如，每天口服一次的降压药或抗血小板药比每天口服两次或三次的更方便；口服药比输液更方便等。

5. 选药实例介绍

举个例子，缺血性脑卒中伴心房纤颤患者再发脑卒中的预防，如何选用抗凝或抗血小板药物呢?根据上述四项原则可从以下几方面来考虑药物的选择：

(1) 临床研究证据表明：华法林或阿司匹林均可选用，

华法林的效果明显优于阿司匹林，医生会首先考虑选择华法林，但使用华法林需要监测国际标准化比值(international normalized ratio，INR)，并保持INR在2.0~3.0的范围。

(2) 如果当地医院没有条件监测INR，则不要选用华法林，应选用阿司匹林等抗血小板药物。

(3) 如果有消化道不适或其他禁忌证不能使用华法林或阿司匹林，可选用氯吡格雷替代。

(4) 如果经济条件限制不能承受氯吡格雷的价格，可选噻氯匹啶，但应特别注意其白细胞降低的问题，要密切监测血象。

第六节　脑卒中的三级预防

脑卒中虽然是一场灾难，但也是可以预防的。如果推广应用脑卒中的防治知识，将会使一半人免受脑卒中的危害。"关注卒中，立即行动""防治卒中越早越好""预防卒中，从今天做起！从你我做起!""关注卒中，从中年人做起!"这是近些年世界卒中日的主题，旨在唤醒专业人士和公众对脑卒中的警觉，改进脑卒中的预防、治疗和康复现状。我们要大力倡导健康的生活方式，早期发现并控制危险因素，合理规范地使用药物，共同防范脑卒中。脑卒中的三级预防介绍如下：

一、一级预防

一级预防是指发病前预防。针对有脑卒中倾向但尚无脑卒中病史的个体，通过早期改变不健康的生活方式，积极主动地控制危险因素，达到使脑血管疾病不发生或推迟发生的目的。采用专题讲座、宣传资料、板报等多种形式，在社区进行健康教育和慢病管理，加强早期干预，使服务对象了解脑血管疾病的危险因素，改变不良生活习惯。脑卒中的危险因素分为可干预因素(如高血压、糖尿病、高脂血症、心脏病、肥胖、吸烟)和不可干预因素(如年龄、性别、气候、遗传等)两大类，我们的预防主要关注其中的可干涉因素，如避免精神紧张，控制体重，进食低胆固醇、低脂、高维生素饮食等，预防脑卒中的发生。

脑卒中高危人群平时可以从以下六个方面着手做好预防：

(1) 了解并控制自身的危险因素，如高血压、糖尿病和高血脂等。

(2) 进行有规律的活动和锻炼。

(3) 保持健康饮食，避免肥胖。

(4) 限制酒精摄入。

(5) 戒烟，吸烟者可以到戒烟门诊寻求帮助。

(6) 认识脑卒中的预警信号，及时发现，一旦发现立即就医。

二、二级预防

二级预防主要针对的是发生过一次或多次脑卒中的患者，通过寻找脑卒中事件发生的原因，对所有可干预的危险因素进行治疗，以降低和预防脑卒中再次发生的危险，减轻残疾程度。

1. 预防病因

预防病因包括一级预防中的所有措施。脑卒中的主要高危因素有高血压、糖尿病、高血脂、房颤等。高血压是脑血管疾病最重要的危险因素，因此控制血压是预防脑血管意外的重要措施之一。加强对脑血管疾病危险因素的监测，如血压、血糖和暂时性脑缺血发作。争取做到早发现，尽早采取有效的干预措施，改变生活方式，避免脑卒中的发生。

如何避免脑卒中复发应从检查和评估开始。脑卒中发生后，应该做相应的常规检查：脑影像学检查、血管成像(颈部血管检查)、心脏评估(房颤的检出)、空腹血糖、糖化血红蛋白、口服葡萄糖耐量试验、血脂水平、肌钙蛋白等，而高同型半胱氨酸血症、抗磷脂抗体、阻塞性睡眠呼吸暂停常规筛查不是常规项目。具体执行需要根据实际情况而定。

2. 抗血小板聚集

针对发生过缺血性脑卒中的患者，建议应用抗血小板药物如阿司匹林、双嘧达莫和氯吡格雷等。其中，联合应用阿司匹林与双嘧达莫，较单独应用一种药物更为有效，且不增加出血之类的不良反应。

3. 治疗短暂性脑缺血发作

反复发作的短暂性脑缺血发作（transient ischemic attack，TIA）患者，发生完全性脑卒中的风险最大，应积极寻找病因并进行治疗。必要时遵医嘱行颈动脉血管搭桥术或颅内血管成形术联合支架植入术等。

中国是全世界脑卒中复发率最高的国家之一，有研究报道在中国急诊室的脑卒中患者中，有 41.9% 既往有脑卒中或 TIA 史，也就是复发病例。这说明我们的二级预防做得不好，对出院后的脑卒中患者关注不够、康复不及时、措施不到位。因此，综合医院和社区医护人员应该携手发挥作用，强化落实二级预防的相关措施。

三、三级预防

三级预防主要是针对脑卒中患者的管理，以减少后遗症和并发症的发生，提高生活质量为目标。三级预防是脑卒中防控中非常重要的一部分，健康管理的主要内容是患者及其家属应树立战胜疾病的信心，坚持脑卒中康复措施，配合预防脑卒中后遗症、并发症的健康干预，促进患者早日融入家庭和社会。虽然住院期间病房里有健康教育，但是这还远远不够。由于受多种因素的影响，患者不可能一直在医院接受治疗，长期的住院治疗也不利于患者回归家庭和社会，影响全面康复的效果。目前，由于脑卒中患者病程长，治疗效果差、恢复慢、并发症多，除用药物延续治疗外，在社区、家庭康复中还需加强健康干预，促进适应。

脑卒中的预防与治疗是一个完整的体系，它包括院前、院中和院后。对脑卒中后的患者应进行系统管理，从急诊"绿色通道"到脑卒中病房，从脑卒中预防门诊到院外的社区康复护理服务，建立、健全脑卒中患者的健康档案，形成一个高度衔接的健康服务链。要多管齐下地对脑卒中的高危因素进行早期干预，脑卒中患者回归家庭、社会后的康复训练同样至关重要。

总之，对待脑卒中，就是要提高认识，早发现、早治疗，争分夺秒，把危害降到最低。呼吁更多人掌握正确的脑卒中救治知识，呼吁政府和医疗团体在区域性脑卒中网络建设方面进行更多的投入。

第二章

脑卒中患者的社区管理和家庭康复

脑卒中后康复是经循证医学证实的对降低致残率最有效的方法，是脑卒中患者健康管理中不可或缺的环节。

脑卒中后康复是一种全面的康复，涉及多学科、多部门的合作，是一个集体协同的工作模式，既包括公众健康教育，脑卒中的二、三级预防，又包括急、慢性期的康复治疗。脑卒中后康复的根本目的是预防并发症，最大限度地减轻障碍和改善功能。控制危险因素，预防复发及并发症，同时需要预防处理脑卒中引起的各种功能缺损，尽可能地提高患者的生活质量，使患者能最大限度地获得生活独立，适应社区和参与社会活动。

脑卒中后康复又是一个系统工程。我们要采取一切措施帮助患者预防残疾的发生和减轻残疾的影响，训练患者去适应周围的环境，同时调整其周围的环境和社会条件以利于他们重返社会，故需要患者及其家属和所在社区等多方参与。脑卒中患者康复的实质是"学习、锻炼、再锻炼、再学习"，调动剩余脑组织的重组和功能再建，故要求患者理解并积极投入训练，才能取得更好的成效，消极地坐等药到病除是不可能的。

脑卒中后康复其实是一个长期的过程，患者多半在社区和家庭中康复。通常脑卒中患者在医院住院治疗的时间很短，一般是在急性脑血管病病房住7~10天，在康复科住20天左右，患者在医院住院的时间总共仅有3~4周，相当长的时间是回归家庭和社会后的康复和适应。

如何帮助脑卒中患者预防复发、早日康复与适应生活呢?脑卒中患者院外居家康复干预除药物控制、饮食管理、改变不良生活方式等管理症状和预防复发的措施外，还需要配合相应的康复技能和自我康复训练。通过政策支持、家庭配合、灵活多样的训练模式、积极互动的训练气氛和心理支持等具体方式的有机结合，不断提高患者训练的意志和欲望，可以有效促进康复和适应社区。目前对脑卒中后康复的机制讨论主要集中于中枢神经系统在结构上或功能上具有的重组能力或可塑性。作业疗法干预即基于脑的可塑性。通过反复进行生活自理能力训练，在病灶周围形成新的神经通路，充分发挥中枢神经的代偿作用和重组机能，不断在大脑皮层进行功能重组，从而建立肢体由高级中枢控制的运动模式。

根据脑卒中患者的神经功能状态，结合疗程长短、时间节点，初步划分为三级康复治疗阶段。规范三级康复治疗计划，合理分配康复治疗项目，有利于避免浪费有限的康复资源，有利于最大限度地提高脑卒中患者的康复疗效。我国脑卒中三级康复流程的现状如图2.1所示。

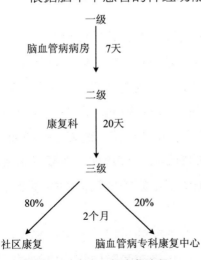

图2.1 卒中三级康复流程

（1）一级康复阶段：经脑卒中急性期常规治疗，患者生命体征平稳，神经系统症状不再进展48小时后即可进入一级康复阶段。这一阶段主要强调良肢位(抗痉挛体位)的摆放、肢体的被动训练、健肢主动活动的指导训练、深呼吸及腰腹肌的训练、卧位坐起、坐位平衡和转移训练等，以锻炼患者的起床功能。

（2）二级康复阶段：患者病情稳定且时间超过7天，可转到康复病房进入二级康复阶段。这一阶段主要强调站立训练、站立平衡、单腿站立、行走训练和上下楼梯训练等，以改善患者的行走功能。

（3）三级康复阶段：患者病情稳定且时间超过14天，可转到社区卫生服务中心、专科康复中心或居家进入三级康复阶段。主要以训练患者吃饭、穿衣、梳洗、处理个人卫生等日常生活能力为主。病情危重或康复期间病情加重患者、再次住院患者需要重新评估，再进入相应的康复治疗阶段。

脑卒中发病3个月内是黄金康复期，在这3个月内，患者积极配合治疗可迅速出现复原，我们应把握这一有利时机，配合采取一系列措施，争取尽早康复。

脑卒中康复训练系列流程如图2.2所示。

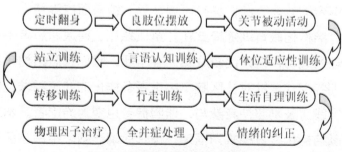

图2.2 脑卒中康复训练系列流程

脑卒中3个月后，恢复过程可能进展缓慢但稳定，逐渐恢复时间可持续1~2年，康复活动在此期间应持续进行，不可放弃本可以改善的功能。即使3年后，后遗症亦不能说是一成不变的，要着手进行功能调整、功能补偿及功能辅助等。只要患者有要求、有信心，都有好转的可能。

大多数脑卒中患者经短期治疗、病情好转出院后，留有不同程度的功能缺陷，如偏瘫、麻木、吞咽障碍或者不能言语、情绪反常等，患者的家属、好友，社区的居民，周围的同事在患者康复过程中都扮演着重要的角色。周围的健康人群要充分理解脑卒中患者，要按照医嘱对患者进行系统性的康复及照护，从医生和护理人员那里学到尽可能多的脑卒中知识。我们懂得越多，对脑卒中患者的康复帮助就越大。

对脑卒中患者进行健康教育的三个环节：第一是让患者知道；第二是让患者相信；第三是让患者行动。如何让患者了解脑卒中预防及康复的重要性，让其对促进健康的行为形成坚定的信念，并为之付出行动呢？

结构化教育是指针对研究对象的教育背景和具体情况而设计的，是一种有目的、个体化且兼具灵活多样性、全面综合的教育方法，具有可读性强、覆盖面广等特点。目前，结构化教育训练模式在儿童孤独症、糖尿病患者中应用较为成功，框架比较成熟。鉴于此，我们参照结构化教育训练模式，针对社区脑卒中患者多样化的健康需求，结合实践，鼓励照护者参与，让照护者也变为治疗者。本章节以结构化教育模式为框架，按顺序阐述脑卒中后社区管理和家庭康复的具体内容，以帮助医护人员规范、合理地予以脑卒中后宣教和干预指导，促进脑卒中后的康复和适应。针对任何分型的脑卒中患者，只要其病情稳定、神志清楚、能配合治疗，即进入恢复期，需要进行家庭和社区康复，健康管理内容如下。

第一节　环境评定与改造指导

当脑卒中患者活动和参与需要外界环境的辅助时，遇到最多的是居家环境障碍，急需评定和改造。脑卒中患者对活动和参与的评定用"困难"，对环境的评定用"障碍"或"辅助"。专业人员进行环境评定实操时，活动和参与的困难评定与环境的障碍评定，是同一个现象从不同角度观察时，找出的不同原因。现在推荐参照生物—心理—社会的综合模式，用"辅助"来评定环境，便于理解实施。所谓"辅助"就是外界环境的帮助，亦即评定是否需要外界环境的他人辅助或器具辅助来改变患者的真实环境，方便执行活动和参与活动。困难越多，需要的辅助就越多，说明环境的障碍越大。

一、家庭环境的评估

对患者的家庭环境进行改造，首先是对患者的家庭环境进行个体化评估，参照无障碍改造标准，在家居环境及辅助器具的设置上落实改造，使患者在日常生活时更加顺畅及安全，有利于居家作业疗法的开展，提高患者自我照顾的能力，降低陪护和家属的护理强度，让患者能按部就班地重新学习和建立新生活，并力所能及地进行一些家务、学习、娱乐及社交活动，逐渐恢复对社会的适应能力，同时对减少患者负性情绪有积极的影响。

家庭环境个体化评估的具体内容应围绕患者居家的基本活动进行，通常需要评估的项目包括生活环境、行动环境、交流环境、居家环境、就业环境和文体环境。

(1) 生活环境评估：是指评定患者自我清洁、如厕、穿脱衣物、进食、喝水、照顾个人健康等项目的环境。

(2) 行动环境评估：是指评估患者维持和改变身体姿势、移动自身、搬运物体、精巧手的使用、手和手臂的使用、行走环境、不同场所移动的环境、使用器具移动的环境等项目。

(3) 交流环境评估：是指评估患者口语交流、非口语交流、交谈及使用交流器具和技术等项目。

(4) 居家环境评估：是指评估患者从事家务活动的环境，包括准备膳食的环境、料理家务的环境、照管居室物品的环境、获得商品和服务的环境等。

(5) 就业环境和文体环境评估：主要是指评估患者生活领域的工作和准备就业、运动、业余爱好、参与社会活动等项目的环境。

环境评估最常见的内容有：空气是否流通；有无充足照明；通道的出入口宽度是否适宜轮椅通过；通道是否畅顺，有无家居陷阱，出入通道斜坡的角度是否合适，能否防滑并方便患者出行移动，利不利于防范跌倒；物品摆设是否妥善合理，是否易拿易取并有助于锻炼，是否预防丢弃重要物品；尤其是浴室和卫生间的适用性如何，是否有利于避免烫伤及患者良好卫生习惯的养成等。部分环境评估示例如图2.3所示。

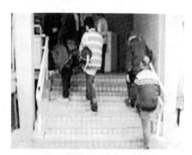

(a) 楼梯会不会太高

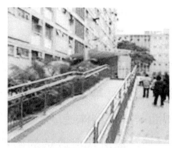

(b) 是否方便轮椅进出

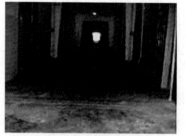

(c) 通道是否太暗

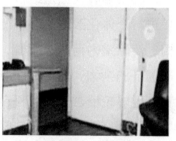

(d) 电线会不会绊人

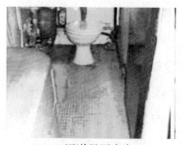

(e) 通道是否太窄

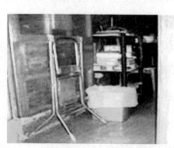

(f) 家具会不会太乱

图2.3 环境评估示例

二、家庭环境的改造

1. 家庭环境改造的原则

家庭环境改造的原则主要有：

(1) 根据个人需求确定最希望改造的环境优先。

(2) 根据康复目标合理安排环境改造。16~50岁患者的康复目标是就业，则要重点改造就业环境；50岁以上患者，其康复目标主要是生活自理，则需重点改造生活环境。同时注意在环境改造的过程中，不能因为解决一个群体的障碍而对其他群体造成不便。

2. 家庭环境改造的内容

居家环境改造是结合患者家庭经济条件、实际家庭环境进行个体化改造。环境改造的内容包括：选择合适的轮椅；清除室内台阶与门槛，或放置坡路踏板，清理妨碍过道通行的杂物；常用物品就近放置于患侧肢体方向；通道宽度足够轮椅进出；可移动的垫子易阻碍患者或滑动导致患者摔倒，不宜铺设；床腿锯短以保证患者坐位全脚掌能着地，便于患者起卧等；卧室、客厅、浴室、厕所地面平整，并进行防滑处理，减少高度落差；改造推拉门窗，设关门把手；厕所采用坐式便器，调整坐便器高度为0.45米，两侧设高度为0.7米的扶手；水龙头改造为单杠杆龙头，调整毛巾架、置物架高度，安装防跌安全扶手；淋浴房配淋浴座椅并安装扶手；添置无障碍内开门式浴盆，或可整体调节角度的专用浴盆。部分环境改造示例如图2.4、图2.5、图2.6所示。

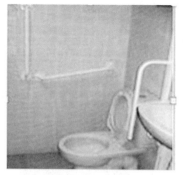

(a) 厕所安装扶手

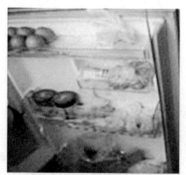

(b) 物品放在容易拿到的地方

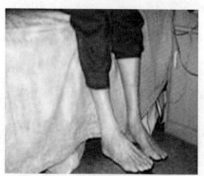

(c) 床保持全脚掌能着地的高度

图2.4 环境改造示例：起居

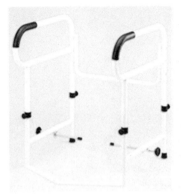

(a) 可调式扶手

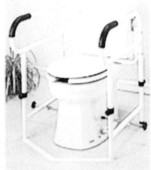

(b) 可调式扶手置于马桶两旁

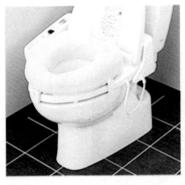

(c) 加高坐便器座

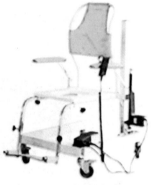

(d) 坐便器改造1

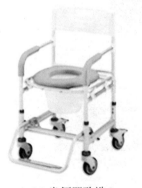

(e) 坐便器改造2

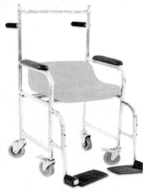

(f) 专用沐浴椅

图2.5　环境改造示例：移动辅具

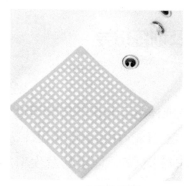

(a) 安装防滑垫

(b) 安装扶手

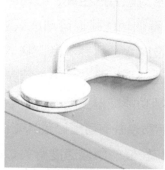

(c) 安装自助具

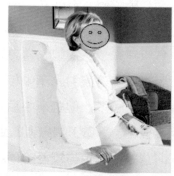

(d) 浴缸改造1

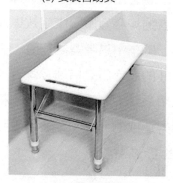

(e) 浴缸改造2

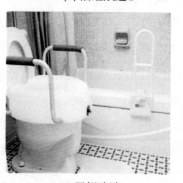

(f) 马桶改造

图2.6 环境改造示例：洗浴间改造

第二节 吞咽功能筛查及训练指导

第二节 吞咽功能筛查及训练指导

吞咽功能障碍是指固体或液体从口腔至胃的传递过程中出现运动障碍或传送延迟。它是脑卒中患者的常见症状，文献报告根据检查的方法及时间不同，显示其发生率为22%~65%，甚至有报告显示，80%的患者在脑卒中之初有吞咽功能障碍。吞咽功能障碍常对患者的生理、心理健康造成严重影响。在生理方面，吞咽功能减退可造成误吸、支气管痉挛、气道阻塞窒息以及脱水、营养不良。脑卒中后误吸可能进展为脑卒中相关性肺炎。脑卒中患者营养不良的原因较多，但脑卒中后吞咽功能减退会使其营养不良明显恶化，严重影响患者的生活质量并有可能导致其死亡。同时营养不良也与较差的预后和较低的康复速度有关。在心理方面，吞咽功能障碍可造成患者出现进食恐惧、抑郁等负性社会心理，严重影响患者的身心健康、康复效果及生活质量。对于吞咽功能障碍，脑卒中患者需要及时、正确地评价，采取适当且有针对性的治疗康复措施及营养支持。早期发现吞咽异常，并采用适当的方法来增加食物和液体的摄入，可以减少吞咽障碍造成的病死率，适用于脑卒中急性期到后期社区的继续医疗过程。

一、筛查评定

所有脑卒中患者在进食或服药前，应尽早进行吞咽障碍筛查，以预防误吸的发生。以便捷、安全为前提，标准的吞咽功能床旁评价建议用以下工具来筛查评定，简便实用。如果患者对问题回答为否定的，不要进行饮水，请在专业人员指导下进食或进一步行吞咽功能的评价和训练。吞咽功能的评价是指受过培训的人员使用液体和固体结构的食物来观察患者吞咽生理功能的变化，明确是否需要进一步检查、评价治疗方法的效果及制订治疗计划等。

小贴士

吞咽障碍筛查工具

日期：_____

如果下面的问题有任何一个回答"是"，停止筛查并请语言治疗师或康复专科医护人员会诊。

(1) 格拉斯哥昏迷量表小于13分？

(2) 面部不对称/力弱？

(3) 舌不对称/力弱？

(4) 软腭不对称/力弱？

(5) 3盎司饮水试验中出现误吸的体征？

如果前4个问题均回答"否"，则继续完成3盎司(87毫升)饮水试验。连续饮用3盎司水，注意在饮水之后即刻或1分钟是否出现清嗓/咳嗽或者音质改变，如果出现清嗓/咳嗽或音质改变，请语言治疗师或康复专科医护人员会诊；如果所有问题回答均为"否"，给予患者普通饮食。

注册护士签名：_____

二、吞咽功能基础训练指导

吞咽障碍的治疗与管理的最终目的是使患者能够安全、充分、独立摄取足够的营养及水分。吞咽障碍的治疗可涉及代偿性的方法，包括姿势的改变、提高感觉输入、吞咽调动、主动练习计划或者食谱的调整。吞咽障碍的管理包括不经口进食、心理支持、护理干预等，基础训练指导方法具体如下：

1. 吞咽器官的训练

吞咽器官的训练特点是安全性好，适用于各类吞咽困难患者。

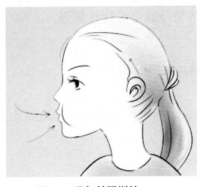

图2.7 吸气鼓腮训练

(1) 下颌、面部及腮部训练：患者可以面对镜子独立进行，反复练习吸吮、鼓腮、吐气、咀嚼等动作，以收缩面颊部肌肉、口轮匝肌，并活动下颌，如图2.7所示。又例如吸吮动作，可以给患者一个奶嘴，每日做2次。

(2) 唇部训练：口唇闭锁训练可以改善食物或水从口中漏出。患者可以面对镜子独立进行紧闭口唇的练习；无法主动闭锁口唇者，可予以辅助。运动及发音训练，可增加唇部力量，减少因口角下垂、唇部封闭不全产生的流涎等问题。

(3) 舌部训练：舌部训练可以促进对食物的控制及向咽部输送的能力。患者可向前及两侧尽力伸舌，伸舌不充分时，可用纱布裹住舌尖轻轻牵拉，然后让患者用力缩舌，促进舌的前后运动；通过舌尖舔吮口唇周围，练习舌的灵活性。

(4) 呼吸训练：主要方法是腹式呼吸训练、缩唇呼吸训练、强化声门闭锁训练及模拟吞咽训练。

① 腹式呼吸训练：患者可取立位、平卧位或半卧位，两手分别放于前胸部和上腹部。用鼻缓慢吸气时，膈肌最大程度下降，腹肌松弛，腹部凸出，手感到腹部向上抬起。呼气时经口呼出，腹肌收缩，膈肌松弛，腹肌随腹腔内压增加而上抬，推动肺部气体排出，手感到腹部下降，如图2.8所示。

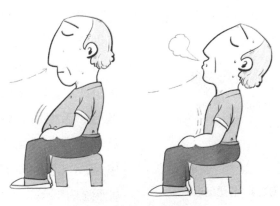

图2.8 腹式呼吸训练图

② 缩唇呼吸训练：缩唇呼吸的技巧是通过缩唇形成的微弱阻力来延长呼气时间，增加气道压力，延缓气道塌陷。患者闭嘴经鼻吸气，然后通过缩唇(吹口哨样)缓慢呼气，同时收缩腹部。呼气与吸气的时间比为1∶2或1∶3。缩唇的程度与呼气流量以能使距口唇15~20厘米处、与口唇等高水平的蜡烛火焰随气流倾斜又不至于熄灭为宜。

③ 强化声门闭锁训练：患者坐在椅子上，双手支撑椅面做推压运动和屏气练习。此时，患者胸廓固定，声门紧闭。然后突然松手，声门打开，呼气发声。此运动不仅可以训练声门的闭锁功能，强化软腭的肌力，而且有助于除去残留在咽部的食物。

④ 模拟吞咽训练：在完成上述训练后，将各项动作组合，训练吸气—屏气—吞咽唾液—呼气—咳嗽，每日5次，可有效训练吞咽功能。

2. 感觉促进训练

(1) 把食物送入患者口中时，使用汤匙下压舌部，给予有触感或者有强烈味道的食物。

(2) 冷刺激：冷刺激能有效地强化患者的吞咽反射，反

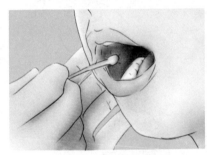

图2.9　感觉促进训练

复训练，可使之易于诱发且吞咽有力。将冰冻棉棒蘸少许水，轻轻刺激软腭、腭弓、舌根及咽后壁，然后嘱患者做吞咽动作。如出现呕吐反射即应终止，如图2.9所示。

(3) 促进吞咽反射训练：用手指上下摩擦甲状软骨至下颌下方的皮肤，可引起下颌的上下运动和舌部的前后运动，继而引发吞咽。此方法可用于口中含有食物却不能产生吞咽运动的患者。

第三节　饮食管理

一、饮食结构

脑卒中患者应以清淡、少油腻、易消化的饮食为主，不宜辛辣过甜，要控制油脂的摄入量，少吃油炸、油煎及胆固醇含量较高的食物，比如咸鸭蛋黄、鱼子、动物内脏

等，尽量不要吃猪油、奶油、肥肉，这些都可以使血脂明显升高，促进动脉粥样硬化。脑卒中患者因为行动不便、活动量少，所以要限制热量的摄取，要保持体重，避免肥胖，少吃糖，要避免过多饮用含咖啡因的饮料，例如咖啡、茶类等，尤其要控制盐的摄入。

脑卒中患者应多吃新鲜的天然食物，要选用富含纤维的食物，比如蔬菜、水果、谷类等，同时有助于预防便秘。要适当地补充蛋白质，比如蛋白、瘦肉、鱼类、豆类，常吃有降脂、抗血小板聚集、抗凝作用的食品，如小米、燕麦、山楂、海藻、海带、甲鱼、蜂王浆、米糠等，橄榄油、芝麻油、玉米油有助于降低胆固醇，都是比较适宜食用的。建议多吃富含叶酸的食物，比如菠菜、冬瓜等；尤其是要鼓励患者多饮水，如晨起喝一杯温开水，睡前1小时喝一杯温开水，以防水分不足造成血液黏稠度增高从而增加脑血栓形成的机会。

二、吞咽障碍者进食训练

吞咽障碍者进食训练适用于清醒、全身状态稳定、轻度吞咽困难的患者。

1. 体位

卧床者可尝试取30°颈部前倾的健侧高卧位，偏瘫侧肩背部垫高，坐位更佳，协助从健侧喂食。

2. 食物的选择

选择密度均一、有适当的黏性、不易松散、通过咽及食道时不易残留在黏膜上的食物，进食时由胶冻状食物逐渐过渡到流质食物。应根据患者的具体情况进行选择，兼顾食物的色、香、味等。中国吞咽障碍康复评估与治疗专家共识(2013版)中的食物特点推荐如图2.10所示。

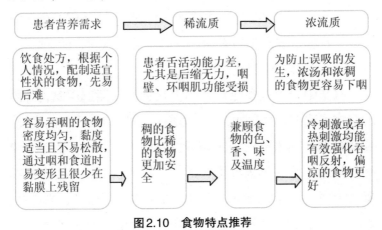

图2.10　食物特点推荐

3．一口量

一口量是指最适于患者吞咽的每次喂食量。一口量过多，食物易从口中漏出或增加误咽的危险；一口量过少，则难以触发吞咽反射。一般正常人的一口量为：流质食物1~20毫升、糊状食物3~5毫升、肉团平均2毫升。应从小量(1~4毫升)开始，逐步增加。

4．放置位置

宜放置在口腔中最能感觉食物的位置，最佳位置是健侧舌后部及健侧颊部，有利于食物在口腔中的保持及输送。

5．调整进食速度

指导患者以较常人缓慢的速度进行摄食、咀嚼和吞咽。一般每餐进食的时间控制在45分钟左右为宜，提倡和家人一起进餐，以增加食欲。

6．协助进食方法

患者取合适体位，健侧口角低于偏瘫侧，协助者在偏瘫侧扶助，第一步，取适量准备好的糊状食物，从健侧臼齿处喂入；第二步，食物倒入健侧颊部或舌后部，同侧退出勺子；第三步，协助并确认其完成吞咽动作。喂食图解如图2.11(本书插图中，黑色衣服示意为患者偏瘫侧)所示。

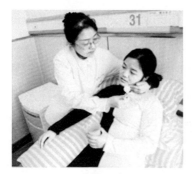

(a) 第一步

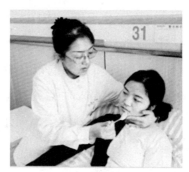

(b) 第二步

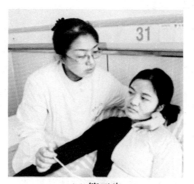

(c) 第三步

图2.11 喂食图解

小贴士

吞咽障碍患者可能需要用到的增稠剂，可用于食物调配，使食物质地均匀爽滑，也可用于开水、汤、牛奶、果汁、中药等不同饮品快速增稠，减少呛咳，以达到安全进食的目的。增稠剂可在医务人员的指导下使用。

第四节　用药指导

第四节　用药指导

世界卫生组织（WHO）公布的资料表明：全世界约有1/3的慢性病死亡病例，其原因并不是疾病本身，而是因为服药依从不良。实践证明，脑卒中是否再发，很大程度与服药习惯有关。脑卒中后究竟怎么服药?如何服用?以下注意事项，您是否了解? 注意事项详见图2.12。在用药方面要特别注意以下几点：

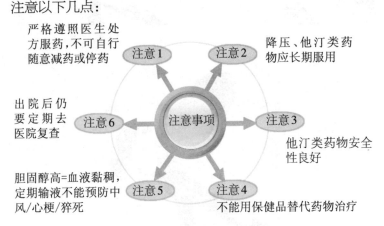

严格遵照医生处方服药，不可自行随意减药或停药

注意1

注意2

降压、他汀类药物应长期服用

出院后仍要定期去医院复查

注意6

注意事项

注意3

他汀类药物安全性良好

胆固醇高=血液黏稠，定期输液不能预防中风/心梗/猝死

注意5

注意4

不能用保健品替代药物治疗

图2.12　药物治疗注意事项

一、不可随意减药或停药

患者在脑卒中恢复期内要坚持用药及康复治疗，恢复期以后，是否可以不用药?回答是否定的。有研究表明脑卒中在第一年的复发率为25%~30%；第二年为17%~20%；第三年为20%~23%；第四年为15%~18%；第五年为5%~

9%。脑卒中患者多半需要长期服用降低脑卒中复发概率的药物，比如阿司匹林、氯吡格雷；控制血压、血糖、调节血脂和降低血液黏度等，也需要在医生的指导下规律服用药物。建议脑卒中患者定期复查，不可随意减药或停药，服药时间要坚持至少五年，甚至终身服药。

二、不要忘记或重复服药

忘记或重复服药可见于多种原因，部分是因为药物种类多，脑卒中患者记忆力差；或者认为"小卒中"无关紧要，不重视服药；也有可能是脑卒中患者四处看病，甲医生开"优降糖"，乙医生开"消渴丸"，其实都是格列苯脲，名称不同而已。结果可能是用药不规律，"小卒中"变"大麻烦"。建议中老年人对自己常服的降压药、降糖药、强心药等分开包装，上面注明服用日期及早、中、晚具体时间，或借助服药盒醒目标注，按时服用；看诊就医时把服用的药物全带上，"小卒中"也必须及早就诊防治。

三、不能用保健品或自选特效药代替医嘱用药

部分脑卒中患者及家属求医心切，总想找到特效药，希望使用后在短期内获得康复，或有效防止复发。有人片面地听信广告，认为××保健品、进口药是特效药，也有人认为谁谁谁吃了××药效果好，不惜一切代价给患者使用。其实，脑卒中的发病因素非常复杂，如高血压病、血脂异常、高血糖等，都属于慢性疾病，这决定了脑卒中的治疗必然是一个漫长的过程。建议患者不要轻易自行挑选，

而应该先咨询专业人员，让医师根据病情和个体差异综合治疗，配合规律用药，如此才能发挥药物的最佳效果，避免错选药物的危害。

四、服药后不监测不可取

有的患者牢记"是药三分毒"，血压高、血糖高也不愿意加用药物，其结果可想而知。风湿性心脏病引起偏瘫的患者常有心房纤颤，这类患者要终身使用抗凝药，但此药用多了会引起出血，药量不足又会引起血栓。因此，要根据病情不断监测，及时调整用药量。建议每月在当地医院行肝肾功能、凝血功能、血脂、血生化、糖化血红蛋白、血清同型半胱氨酸等抽血检查。

> **小贴士**
>
> 脑卒中患者出院后要根据出院指导，定时、定量服药，按照医生的要求定期到医院复查，确保配合有针对性的规范治疗。

第五节　偏瘫肢体早期康复训练指导

脑卒中后肢体康复的理论基础是大脑功能重组，强化训练，克服患肢习惯性废用，通过重塑训练技术，改善患肢的运动模式和运动控制能力。肢体康复，宜早开始。目前认为脑卒中患者康复训练的起始时间是：病后生命体征平稳，神经系统症状不再进展24小时后即可开始康复。一般脑梗死患者在7天之内开始，脑出血患者在病后10~14天开始训练，具体情况应听从康复专业人员的指导。为了促进肢体康复，患者在出院后应持续进行偏瘫肢体的康复训练，在家庭和社区均可以实施。

一、操作前后注意事项

康复训练前须向患者解释以下内容：

(1) 要做什么运动？

(2) 为什么要做这些运动？

(3) 应该怎么做？

(4) 替患者做被动运动时，患者必须放松自己，特别是做伸展运动时。

(5) 在做主动协助性运动时，必须要有患者的合作。

(6) 患者将感觉如何？

康复训练时应注意：

(1) 所有的动作须以温和规律的方法进行。

(2) 所有的动作须尽可能地做完。

(3) 避免过度劳累。

(4) 避免引起过度疼痛。

(5) 让患者对你的能力有信心。

(6) 促使患者专心及合作。

(7) 如果有不顺利的情况发生，或对患者的反应有怀疑时，须停止运动。

做完康复训练后要注意：

(1) 随时注意患者出现的反应。

(2) 随时记录患者的反应，必要时报告。

二、康复训练的具体内容

早期康复训练的具体内容包括良肢位摆放、床上关节活动度维持训练、床上活动和翻身训练等，具体方法叙述如下：

1. 良肢位摆放

良肢位是指将患侧肢体置于抗痉挛的位置，换言之，就是正确的肢体摆放。对于大部分时间在床上的患者，正确的体位摆放是预防关节挛缩、变形的重要措施之一。有仰卧位、患侧卧位、健侧卧位三种体位。鼓励采用患侧卧位，适当采用健侧卧位，尽可能少地采用仰卧位，应尽量避免半卧位，保持正确的坐姿。

(1) 仰卧位。

仰卧位要尽可能少地采用。患者头下垫枕头，头部靠近健侧，脸朝向患侧，枕头不宜太高(以胸椎不出现屈曲为准)；在患侧肩关节、臀部下方各垫一个枕头，上肢肘关节伸展放在枕头上，腕关节背伸，手指伸展；下肢髋部及小腿中部外侧

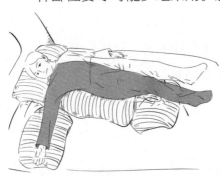

图2.13　仰卧位

各放一薄枕或沙袋，防止髋关节外展、外旋，腘窝处垫一薄枕头以防止膝关节过度伸展，如图2.13所示。

(2) 患侧卧位，即患侧肢体在下方的卧位。

患侧卧位，患侧肢体在下方的卧位是所有体位中最重

要的。该体位有利于增加知觉刺激，并使整个患侧上肢被拉长，从而减少痉挛；另一个明显的好处是健手能自由活动。患侧肩胛带向前伸，肩关节屈曲，肘关节伸展，腕关节背伸，手指伸展；患侧下肢伸展，膝关节轻度屈曲；健侧下肢髋膝关节屈曲，两腿间垫枕防止压迫患侧下肢；背部挤放一个枕头，躯干可依靠其上，取放松体位，如图2.14所示。

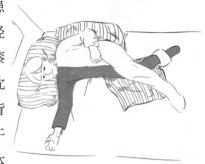

图2.14 患侧卧位

（3）健侧卧位，即健侧肢体在下方的卧位。

患侧上肢放松前伸，肩关节屈曲90°，下面用枕头支持，上肢高于心脏，肩前伸，肘伸直，腕背伸，五指伸展，健侧上肢可以自由摆放；患侧下肢髋膝关节屈曲，置于枕头上，健腿在后，膝关节自然屈曲；背后放一个枕头，使躯干呈放松状态，如图2.15所示。

特别提醒：图2.16和图2.17为错误动作示例，患侧卧位时肩部垂直受压、健侧卧位时患侧足部悬空受力均为错

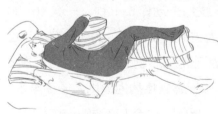

图2.15 健侧卧位

误体位，是不利于康复的体位（本书插图中，黑色衣服示意为偏瘫侧）。

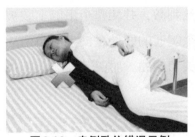 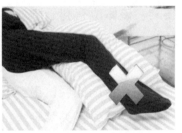

图2.16　患侧卧位错误示例
（患者肩部垂直受压）

图2.17　健侧卧位错误示例
（患者足部悬空受力）

2. 床上关节活动度维持训练

床上关节活动度维持训练适用于生命体征平稳、神经系统症状不再进展24小时后的患者。目的是防止肌肉萎缩及关节挛缩，促进患者肢体康复，可以从被动训练过渡到主动训练。脑卒中卧床期患者应坚持肢体关节活动度的训练，注意保护患侧肢体，避免机械性损伤。

关节活动度训练开始时可以采用完全被动的方式进行，以后可以过渡到辅助和完全主动的方式进行。一般被动运动每日可进行2~3次，每个动作持续3~5次，速度要慢，上肢每个动作3~5秒，下肢每个动作5~8秒，一次15~30分钟；注意活动顺序是由大关节到小关节，活动角度不宜过大，开始肢体软瘫时关节活动范围不超过正常范围的三分之二，用力不要过猛，以患者不感到疼痛为原则，循序渐进，特别是要注意保护肩关节，避免脱位等不必要的损伤，防止异位骨化。

每一次的运动须重复每个关节的活动2~5次，而且每天做一至两次或多次，这种方式胜过不规则或长时间但次数少的运动方法；操作者向患者解释要做的运动的内容及目的；观察患者的面部，特别是眼睛是否有痛苦的表情。

向患者解释刚开始做运动时可能较为疼痛，但以后每天进行活动，疼痛通常会逐渐消失的；被动运动时，关节上下都要给予支持，使运动易于进行，并要避免造成患者运动过度的不适；操作者要善于应用适当的身体体位机制以避免无谓的压力及牵拉，例如：移动病床上的患者，使运动的部位置于最易被触摸的位置；尽量保持自己背部的平直；适时弯曲自己的膝部，避免背部的牵拉；患者运动的部位，尽可能地与自己的身体接近。

关节活动度训练不仅包括肢体关节，还包括躯干的脊柱关节活动度训练，训练以患侧为主，长期卧床者要兼顾健侧肢体，具体方法就是各个关节做生理活动度训练，讲解示范如下：

(1) 肩关节被动运动。

① 肩关节屈曲及伸展。

Ⅰ.将手臂慢慢举高(指向天花板)；

Ⅱ.将手臂继续向床头移动至有"紧"的感觉或患者主诉疼痛就停止；

Ⅲ.将手臂放回患者身边，如图2.18所示。

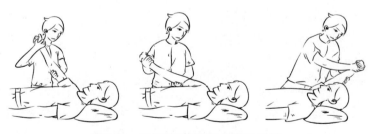

图2.18　肩关节屈曲及伸展活动示范

② 肩关节内收及外展。

Ⅰ.手向下，将手臂从身旁拉向外侧；

Ⅱ.使手掌向上，继续向头部拉去；

Ⅲ.如床头阻碍，可将肘部屈曲；

Ⅳ.协助运动者或需将一手置患者肩膀，以固定其位置，免使肩膀跟着臂部的活动而移至耳部；

Ⅴ.将手臂放回原位。

③肩关节外旋转及内旋转。

Ⅰ.将手臂拉离身侧，使手臂与肩平；

Ⅱ.屈肘(使手肘与床褥成直角)；

Ⅲ.将手的前臂拉下，使手臂触及床褥；

Ⅳ.将手的前臂拉向床头，使手臂触及床褥，如图2.19所示。

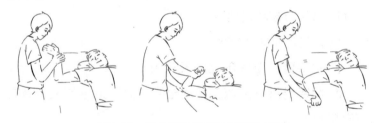

图2.19　肩关节外展及旋转活动示范

(2) 肘关节被动运动。

①肘关节屈曲及伸展。以下两种方法每项做五次，轮流做。

第一种：

Ⅰ.手平放身侧；

Ⅱ.屈肘(将手指带向肩膀)；

Ⅲ.将肘部伸直。

第二种：

Ⅰ.手平放身侧;

Ⅱ.屈肘(将手指带向下颌);

Ⅲ.将肘部伸直。

② 肘关节旋转。

Ⅰ.一手握住患者的手(使患者之手腕略有支持);

Ⅱ.将患者的手掌反复向上下转动(注意:活动范围为前臂部,肩膀不动)。

(3) 腕关节被动运动。

① 腕关节屈曲及伸展。

Ⅰ.一手握住患者的手腕,另一手握住患者的手掌;

Ⅱ.将手掌轮流屈向拇指及小指。

② 腕关节内旋转。

Ⅰ.一手握住患者的手腕,另一手拉住患者的手指;

Ⅱ.将手腕向前屈;

Ⅲ.使手腕伸直;

Ⅳ.使手腕向后屈。

(4) 手指关节被动运动。

除大拇指可以外展、旋转外,其他手指关节均应该做屈曲及伸展运动。

Ⅰ.一手握住患者的手腕使略向后伸;

Ⅱ.另一手放于患者的手背上,然后把患者的手指握成拳头(拇指的位置在其他手指上);

Ⅲ.将拳头放松,五指伸直。

(5) 髋关节被动运动。

① 髋关节屈曲及伸展。

Ⅰ.一手放于患者膝后,使之不要弯曲;

Ⅱ. 将腿抬高，在可能范围内抬高至90°；

Ⅲ. 将腿放回原位，如图2.20所示。

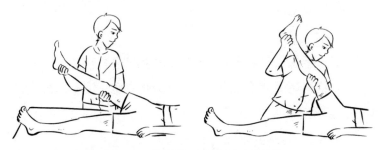

图2.20 髋关节屈曲伸展活动示范

② 髋关节内旋转。

Ⅰ. 一手放于患者膝上，另一手放于足踝上；

Ⅱ. 将腿向内侧转动；

Ⅲ. 将腿向外侧转动或放松。

③ 髋关节内外展。

Ⅰ. 一手放于患者膝后，另一手放于足踝下；

Ⅱ. 将腿向外拉(不与床铺发生摩擦)；

Ⅲ. 将腿向内拉，继续向对面移去(如患者主诉疼痛则必须停止)；

Ⅳ. 将腿放回原位，如图2.21所示。

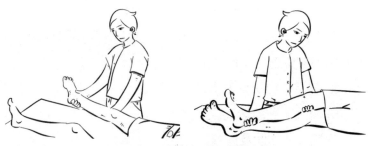

图2.21 髋关节内外展活动示范

(6) 膝关节被动运动。

膝关节屈曲及伸展。

Ⅰ.一手放于患者膝后，另一手放于足踝后；

Ⅱ.抬高腿部，使髋关节略屈；

Ⅲ.对膝关节做屈伸活动，如图2.22所示。

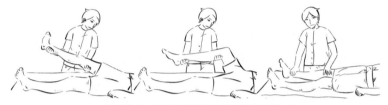

图2.22　膝关节屈曲伸展活动示范

(7) 踝关节被动运动。

① 踝关节内外转。

Ⅰ.一手握住患者的足踝，另一手握住脚板上部；

Ⅱ.将脚板轮流屈向拇趾及小趾两边。

② 踝关节屈曲及伸展。

Ⅰ.一手握住患者的足踝，另一手握住脚板上部；

Ⅱ.将趾板向上屈(不可用力)；

Ⅲ.将脚板向下屈或放松。

(8) 坐位的主动运动(瘫痪患者)。

① 上肢主动运动(以健侧手握扶患手)。

Ⅰ.举起放下；

Ⅱ.向左右摆动；

Ⅲ.屈曲伸直；

Ⅳ.举起打圈。

② 下肢主动运动(以健脚托扶患脚)。

Ⅰ.单膝抬高放下;

Ⅱ.伸直单膝放下;

Ⅲ.双膝伸直放下;

Ⅳ.双膝向内合分开。

(9) 头颈及肩部主动运动。

① 双肩伸高后放松。

② 上身向左向右屈。

③ 以健手握扶患手,随上身向左右摆动。

④ 头向前俯,上身向前弯,伸直上身与颈部。

3. 床上活动和翻身训练

(1) 桥式运动。

训练床上坐起时,用健侧上肢支撑起上身,将患侧下肢交叉放于健侧下肢,可在照护者的帮助下缓慢坐起。

床上桥式运动的目的在于早期训练双上肢负重,利于上肢功能的恢复,同时桥式运动时腰背肌的收缩及髋关节的伸展可稳定髋关节及脊柱,训练骨盆的控制能力,更有利于解决患者在床上使用坐便器的实际问题。患者在照顾者的帮助下,双上肢平放于床面,掌心朝下,双侧膝关节屈曲,靠双手和双脚的力量将臀部抬起,如图2.23所示。

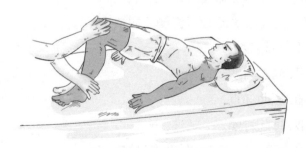

图2.23 床上桥式运动

(2) 翻身训练。

翻身是能刺激全身的反应和活动，翻身训练能促进血液循环，同时有利于预防肺部感染和泌尿系感染。

翻身主要有健腿翻身法和摆动翻身法。健腿翻身法的具体做法是患者用健侧上肢环抱患侧上肢，健侧下肢勾住患侧下肢，使之置于健侧下肢上，然后利用髋关节的力量向健侧翻身，如图2.24所示。

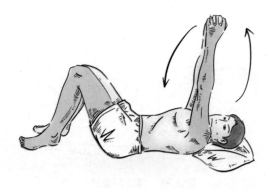

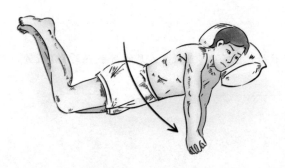

图2.24　健腿翻身法

摆动翻身法的具体做法是患者将上肢外展至与身体呈90°,膝关节屈曲(可在照护者的帮助下完成),利用上下肢摆动的力量向患侧翻身,如图2.25所示。

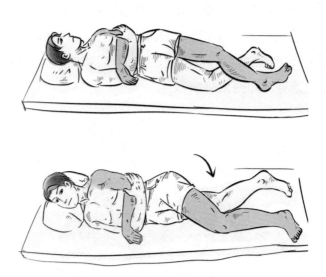

图2.25　摆动翻身法

> **小贴士**
>
> 具体情况应听从专业康复人员的指导,以患者不疲劳、不疼痛为前提。

第六节　管道护理示范指导

社区脑卒中患者最常见留置的管道为鼻饲管、导尿管，照护指导如下：

一、脑卒中患者留有鼻饲胃管的注意事项

(1) 做好解释工作，取得患者的理解与配合。妥善固定，固定胃管可用花绳子固定于双侧耳后，或加用医用透气胶布贴于鼻尖部，如图2.26所示。胶布定期更换，至少每周更换一次，卷边脱落时要立即更换。

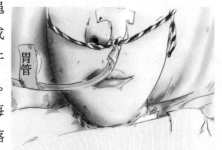

图2.26　胃管固定方法

(2) 避免脱出，胃管插入的深度要保持合适，成人一般为45~55厘米。若怀疑胃管脱出，应及时联系医护人员。意识不清或躁动不合作的，需预防鼻胃管被拉出，必要时可对患者双手进行保护性约束。

(3) 鼻饲饮食可以是自制匀浆，也可以在医生指导下选用专业调配的匀浆，或购买商品营养素制剂，如安素、能全力、百普素、百普力等。自制匀浆可以调配果汁、米糊，也可以将牛奶、鱼、肉、水果、蔬菜等食品去刺和骨后，

用高速捣碎机搅成糊状，所含营养素与正常饮食相似，但在体外粉碎，故易消化吸收。制作鼻饲营养液时应将肉、蛋、菜等各种食物搅碎，现用现配。若鼻饲营养液在冰箱内存放时间<24小时，可于管饲注入前充分煮沸5分钟。饲入温度为39~41摄氏度，以手腕处试温热为宜，温度切不可过高。

(4) 鼻饲前，操作者要洗手，胃管末端开口处用清洁纱布包裹，及时更换，防止污染。

(5) 管饲前，在病情允许的情况下，抬高床头30°~45°，进餐后30~60分钟再放下床头，以防食物反流。

(6) 鼻饲前要回抽胃液，确保胃管位置正常。观察胃液的颜色、性质，胃液颜色一般为墨绿色(混有胆汁)，如出现颜色或性质的改变，应及时通知医生，给予相应处理。

(7) 每次管饲食物前后均用30毫升温开水冲洗鼻饲管。

(8) 鼻饲速度不宜过快，300毫升鼻饲液一般在30分钟内注入为佳。

(9) 保持口腔清洁，协助患者刷牙或做口腔护理，每日2~3次。

(10) 鼻饲营养液注入药物前，药物要充分研碎，并与少量鼻饲液混合后注入，这样可避免因药物沉淀而堵管，不同的药物分开注入，以免发生配伍禁忌。

(11) 进行早期吞咽功能康复训练的患者，可在医师的指导下试行经口进食，尽早拔除胃管。

二、脑卒中患者留置尿管的注意事项

(1) 尿袋高度要低于膀胱位置，但不可放置于地上，以防尿液逆流，当患者离床活动或搬运患者时，可先将引流管夹住，再用别针等妥善固定于衣服上，避免尿液回流或尿管脱落。

(2) 接头不可松脱，应保持密闭，以防止受污染，且尿袋出口处应在放尿后立即关闭，即应维持密闭的引流系统。

(3) 尿管不可扭曲或受压，以防阻塞，而且不可拉扯，避免过度活动，以防导尿管摩擦出血。

(4) 尿管正确固定的方法：用布胶布将尿管尾端固定于患者大腿内侧，减少牵拉，防止脱落。

(5) 尿袋应每隔8小时或当尿袋尿量超过700毫升时放掉，不可积太多，倒尿时勿使尿袋出口处受到污染。定时更换集尿袋，一般不超过1周。

(6) 鼓励多喝水，勤更换卧位，增加排尿量，每天尿量至少1500毫升以上，避免感染及尿路阻塞。

(7) 保持尿道口清洁：必须每天用新洁尔灭消毒液或温开水冲洗尿道口，每天1~2次，以维持尿道口清洁和干燥。

(8) 膀胱功能锻炼：每日夹管，膀胱有充盈感或2小时左右松开夹管一次。

第七节　排泄管理指导

脑卒中后发生膀胱和直肠功能障碍很常见，可能是脑卒中相关的各种损害互相作用结果。大多数中度到重度的脑卒中患者在发病时即出现失禁，在早期小便和大便的失禁同样都很常见。患者出院回家后，失禁问题对于陪护者是一个主要的负担。对于大小便问题的管理应被看作是患者康复的一个基础组成部分，因为它们会严重妨碍患者其他方面的进步。

一、尿失禁的居家护理

尿失禁是脑卒中后的一个常见问题，大约50%的脑卒中患者在急性住院期会出现尿失禁，在脑卒中后6个月时下降到20%。年龄的增长、脑卒中严重程度的增加、存在糖尿病以及其他的残障性疾病都会增加脑卒中后尿失禁的危险性。脑卒中患者在急性期放置尿管可便于对液体的管理，防止尿潴留，并且减少皮肤的破溃。但是，脑卒中后使用尿管超过48小时将增加尿道感染的危险性，应尽可能及早拔除。

1. 压力性尿失禁患者的指导

部分脑卒中患者在剧烈咳嗽、大笑等腹压增加时会发生小便不能自控的现象。关爱患者，及时发现症状，鼓励指导其掌握有效减轻压力性尿失禁的方法，例如大笑前、咳嗽时头偏向一侧，手扶住腹部，避免一过性腹压增加。小动作可解决大问题，以免患者因不自控的偶发失禁而自卑，从而回避外出等社交活动。

2. 护理用具的选择

清醒可配合的患者可选择使用便盆或尿壶，指导患者抬起臀部，做"架桥式"动作，将便盆放入患者臀下；完全性尿失禁又瘫痪或卧床不起的患者可选用大小适合的接尿器，以减少皮肤湿疹、感染等；男性患者可选用大号保鲜袋，注意不宜系得过紧，保鲜袋内可放一张卫生纸；必要时遵医嘱留置导尿管。

3. 行为疗法

(1) 反射建立：制订和执行个体化的膀胱训练计划、饮水计划、定期排尿(或提醒排尿)的方法，重新建立神经系统排尿反射弧。

(2) 功能训练：训练膀胱功能和盆底肌张力的训练、腹式呼吸、膀胱区按摩等。

4. 皮肤护理

及时更换尿不湿或尿垫，并用清水清洗会阴部，保持皮肤清洁干燥。保留导尿患者每日两次消毒尿道口及导尿管。

5. 心理护理

应给予患者足够的家庭支持，理解并帮助患者渡过难关。

6. 预防并发症

(1) 患者要穿宽松、透气及吸湿性良好的棉质内裤。

(2) 养成多喝水的良好习惯，每天至少喝水1 500毫升。

(3) 及时更换湿的尿布和内裤，保持局部皮肤干燥。

二、大便失禁的居家护理

大部分脑卒中患者会发生大便失禁，但是其中的大多数患者的症状会在2周内消失。持续的大便失禁被认为是预后不良的指征。发生腹泻可能是药物、开始营养管进食或者感染造成的，也可能是排泄物梗阻周围的渗漏造成的。应针对病因进行治疗，对于大便失禁或持续便秘的患者应执行肠道的管理计划。

1. 大便失禁预防之饮食管理

食物应生熟分开，避免交叉感染。吃剩的食物要及时储存，在冰箱内储存食物的时间不宜过长，加热的食物应充分热透后再食用。

2. 注意手部卫生

勤洗手，尤其是春秋季节；饭前、便后、接触动物或其他不洁物品后都应洗手。

3. 提高免疫力

避免着凉受累，预防感冒；加强身体锻炼，合理营养，提高机体免疫力。

4. 避免交叉感染

尽量少与腹泻患者接触，尤其不要共用餐具；夏季应注意防蝇灭蟑。

5. 用药护理

及时就医，明确病因，遵医嘱服用止泻药；原因不明且不排除其他严重疾病者不可随意服用止泻药；一旦大便失禁得以控制，要及时停止用药。

6. 大便失禁期间的饮食管理

大便失禁患者避免进食油腻、坚硬、烟熏的食品，适宜进食流质或半流质少渣食物，可选用小米粥、面条、果汁、碎瘦肉（禽类与鱼类）、蛋类。严重失禁者可暂禁食，遵医嘱补充口服补液盐或药物。

禁忌食物：多渣食物，如菠菜、韭菜、芹菜；产气类食物，如豆类、萝卜、南瓜、牛奶和乳制品，以防肠胀气；刺激性食物及高脂肪等。

7. 肛周护理

大便失禁者便后应用柔软的毛巾或棉布清洗擦拭肛门，保持清洁干燥；也可以用温水坐浴，浴后在肛门周围涂凡士林膏或抗生素软膏，或者对肛周进行湿热敷，即用湿热毛巾或小纱布直接盖在肛门口数分钟，可以改善局部血液循环，减轻疼痛。

8. 注意休息

长期大便失禁患者应卧床休息，避免紧张，减少肠蠕动，合理安排作息。

三、便秘的居家护理

脑卒中后便秘和排泄物梗阻要比失禁更常见。固定和不活动、液体或食物摄入不当、抑郁或焦虑、神经源性肠道或不能察觉肠道症状、缺乏转移能力以及认知缺陷，每一种都可能引起该问题。管理的目标是保证合适的液体、容量和纤维的摄入，有助于患者建立规律的如厕时间。

1. 适当补水

患者在无病情禁忌的情况下，每日饮水2 000毫升左右，每天清晨空腹饮300~500毫升温开水或蜂蜜水(除糖尿病患者外)，以补充水分，润滑肠道，从而刺激肠蠕动，产生便意。

2. 合理膳食

指导患者选择易消化、高纤维和植物性的食物，如蔬菜、水果、粗粮、豆类及菌藻类食物。适当进食有润肠作用及粗纤维的食物，如蜂蜜、香蕉、绿叶菜等。忌食烈酒、浓茶、咖啡、辣椒等刺激性食物。

3. 运动指导

鼓励患者多做运动，增加全身代谢，促进肠蠕动，对于卧床患者要增加腹部按摩的次数。每天在起床或入睡前进行腹部顺时针按摩，每次5分钟，每天1~2次。

4. 排便习惯

家属督促患者养成良好的排便习惯，每天定时排便，不在排便时玩手机、看报纸。如果该时间与患者以前的排便习惯相一致，训练会更有效。

5. 预警处理

禁忌用力排便。轻度便秘者，如大便干结，超过 1 天未排便，可通过多饮水、进食芹菜或韭菜等粗纤维饮食改善症状，非糖尿病患者可通过喝蜂蜜水、吃香蕉等改善症状。试行以上方法不能改善症状者或中重度便秘者，如超过3天未排便，便秘症状持续存在，患者感到痛苦，这会严重影响生活，可寻求家庭医生的帮助，必要时服用辅助通便的药物或缓泻剂。大便软化剂可能是有用的，但缓泻剂要慎重使用。

6. 心理护理

患者常伴有不同程度的焦虑、抑郁，需要患者调整心态和适应角色的转换，家属对患者要在生活上、情感上、经济上给予支持。

四、尿潴留的居家护理

尿潴留是指尿液潴留在充盈的膀胱内而不能自行排出。尿液完全不能排出者，称完全性尿潴留；若排尿后膀胱内仍留存尿液者，称部分性尿潴留。

1. 诱导排尿

提供给患者合适的排尿环境，有尿意时，采用合适的排尿体位(如蹲位)，将盛有 60 摄氏度温水的水盆置于会阴部，嘱患者放松，通过按摩膀胱区、热敷下腹部，打开水龙头听流水声或用盛水容器互相倾倒，让患者通过听流水声等方法，以缓解尿道括约肌痉挛，增强膀胱逼尿肌的功能，尽量使患者自行排尿，排尽残余尿。

2. 及时就医

上述方法均无效时，应及时联系家庭医生或到医院就诊以缓解症状。必要时，配合医护人员留置导尿管(详见本章第六节"管道护理示范指导")。

3. 功能训练

经常出现尿潴留症状的居家患者，应进行盆底肌肉的训练及腹肌训练。

(1) 盆底肌肉的训练：吸气后收缩肛门3~5秒，然后呼气放松肌肉，收缩和放松肛门反复进行，每日3次，每次收缩100~200次。

(2) 腹肌训练：仰卧抬腿法，每天4次，每次30遍左右。

小贴士

如前列腺增生引起的尿潴留者，饮食上宜清淡，忌辛辣刺激性食物，戒烟、戒酒，养成良好的生活习惯，不可久坐，也不能过度劳累，防止便秘和憋尿等。对于药物引起的尿潴留，家属可记下药名，告诉患者今后应禁用或慎用这类药物。

第八节 体位适应性训练

一、体位适应训练

体位适应训练适用于病情稳定、神志清楚或恢复期的患者。切忌让患者长期卧床后直接下床，应逐步抬高床头，训练患者以适应体位变化，具体可参考表2.1。

表2.1 床头抬高与维持时间

阶段(躯干与床沿角度)	单次时间(分钟)	注意事项
30°	15	每日上午1次,下午1次,每一阶段维持3~5天,以患者耐受为标准
30°	30	
45°	15	
45°	30	
60°	15	
60°	30	每一阶段循序渐进,角度与训练时间交替增加
75°	15	
75°	30	
90°	15~30	

正确的床上坐位为正确的直立坐位姿势，床头柜应放在偏瘫侧。无论患者坐位或卧位取物时，床头柜均应放在患者偏瘫侧，看望患者与患者交谈时应站在患者偏瘫侧，这样视觉、听觉均来自患侧，有利于引起患者在视觉、听觉上对患侧的注意，从而促进大脑认知功能的恢复和让患者意识到患肢的存在，有利于康复训练，如图2.27所示。

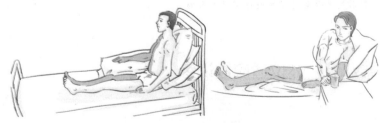

图2.27 正确的坐位

二、坐位平衡训练

床上坐起训练达到90°且维持30分钟后，可以进行坐

脑卒中患者的健康管理

位平衡训练和由床边坐起到轮椅的转移训练。

1. 身体摆动训练

患者坐在床沿或椅子上，后背不要靠椅背，辅助者站在其对面，用双手扶住患者双肩，双膝夹住患者双膝，分别用左右手在患者两侧肩臂给以前、后、左、右外力，使其身体向相反方向摆动而不至摔倒。也可用摇椅训练。

2. 肘顶侧方训练

让患者向患侧倾斜至肘部接触床面，然后回到直立坐位。辅助者一手放于患者肩部，另一手诱导患者的手或上肢，放在肩上的手向下压患者肩部以促进头部回正，应健侧和患侧双向练习。

3. 前后方向平衡训练

患者取坐位，双脚平放于地面，伸手够足趾(患手先够到)，也可健侧手交叉握住患侧手向下够脚。向前的程度以能返回坐位且保持坐姿、足跟不离地为宜。

4. 身体重心的左右方向平衡训练

患者取坐位，辅助者坐于患者的偏瘫侧，让患者向偏瘫侧倾斜。辅助者一手放在患者健侧腰部，另一手放在患侧腋下，帮助患者向患侧移动重心，患者头部保持直立。

此动作可使重心有相应转移，让患侧承受更多体重，并维持重心，同时也有利于牵张患侧躯干，抑制躯干肌肉痉挛。重心移至患侧后，辅助者改变手接触部位，一手抵住患侧腰部，一手放在患侧肩部，令患者头部保持直立，向健侧移动重心，然后再重复向患侧移动重心。此项训练过程中，可逐渐减少辅助力量，直至患者可独立完成重心转移，并保持平衡为止。

第九节 言语训练指导

第九节 言语训练指导

言语训练是比较复杂的问题，不同类型的语言障碍，康复训练方法也不同。脑卒中所致的语言障碍分为运动性失语、感觉性失语和混合型失语。运动性失语表现为构音困难，能听懂别人的语言，但说不好；感觉性失语表现为听觉正常，但听不懂别人的说话和自己说话的意思，常有说话能力，但语言混乱、割裂，说话多但常把词说错；混合型失语是指感觉性失语和运动性失语同时存在，表现为诵读和书写完全不可能，既听不懂，也不能用言语表达意思，轻者往往给人以精神失常的错觉。每个患者言语康复的突破口可能不一样，在系统化训练的过程中，每个阶段都要帮助患者找到突破口。意识清楚的脑卒中后失语患者要根据病情，早期进行言语康复训练，提高进食吞咽及发声交流的功能，这对脑卒中失语后的恢复有着重要的意义。

感觉性失语者建议采用比较与模仿的方法进行语言康复训练。触摸正确的发音部位及自己的发音部位，经过比较，并认真听正确的发音和看口形，观看感兴趣的电视节目并模仿发出音节。同时可以通过变更舌头位置等训练，如舌头的上翘下抵、前顶后卷、左右摆动等，有利于患者熟练控制舌头，收放自如，减弱失语症的程度。

失语者均需要进行口部动作训练，方法有：

(1) 口周肌肉的锻炼——舌灵活性的锻炼：张嘴，鼓腮，噘嘴，伸缩舌，舔上下嘴唇、人中、嘴角，沿一嘴角开始经过上下唇及另一嘴角转一周，舌顶腮。

(2) 气息的运用：学会深吸气、深呼气。

(3) 吹气能力训练：从简单的吹小纸屑开始，吹哨子、吹大一点的纸屑、吹蜡烛、吹风直至吹气球，使得手放在其嘴前20~30厘米处能感觉到气流。

训练有益于改善患者对气息的运用，所以应配合进行，部分动作详解如下：

一、唇的训练

嘟起双唇，鼓腮做"漱口"样动作；合紧嘴唇，用力弹开，发出"啪"音；用下唇覆盖上唇，用力把上唇向下拉，然后放松说"啊""咦""乌"，动作要夸张，如图2.28所示。

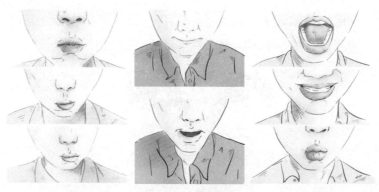

图2.28　唇的训练

二、舌的训练

加强舌的运动控制、力量及协调，包括舌肌的侧方运动、练习舌尖和舌体向口腔背部升起、面颊吸入、舌体卷起、抗阻等动作。如把舌头尽量伸出口外，维持5秒，缩回再放松，或卷舌维持5秒，每个动作重复做5~10次，如图2.29所示。

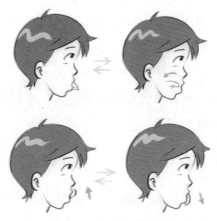

图2.29　舌的训练

三、颚的训练

用力咬紧牙关，用力张开嘴巴；牙关颤抖，令上下颌快速闭合，做夸张的咀嚼食物的动作，如图2.30所示。

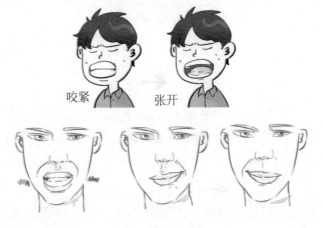

咬紧　　　张开

图2.30　颚的训练

四、呼吸训练

用吸管吹气，制造出气泡；剪些小纸片，用吸管吸起纸屑再放下，如图2.31所示。

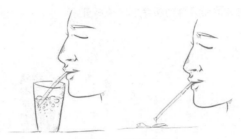

图2.31　呼吸训练

五、面部运动训练

患者可以对着小镜子自行练习，例如抬起眉梢、皱眉头、微笑、大笑、鼓腮、拉开嘴角、嘴巴呈吹气状，甚至做鬼脸等，动作要夸张。

六、发声训练

合口，用鼻吸一口气，张大口发"呀"音，尽量拉长；咬齐牙齿，咧开嘴唇发"衣"音；嘟起嘴唇发"乌"音。轮流说"呀""衣""乌"，动作要夸张，接着重复同样的练习。也可以大声由1数到10，动作要夸张，推荐使用练习卡片。

以上动作可以每日练习3~5次，每次10~15分钟，疲倦者可稍做休息后再练习。患者简单的音节发音熟练后再练习识字，把与日常生活有关的字句联系起来。家属应该在早期与患者加强非语言沟通，如微笑、抚摸、拥抱，从患者最关心的问题入手，激发患者讲话的欲望，增加家人与患者交流的时间，逐步提高患者言语表达的能力。

小贴士

　　言语康复训练器有辅助练习的作用，包括吸舌器、唇肌训练器、咀嚼锻炼牙胶棒、呼吸发音训练哨、电动牙刷振动按摩棒等，如图2.32所示，可以在治疗师的指导下选择应用。

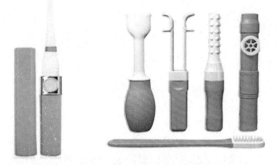

图2.32　言语康复训练器

　　注意事项：用前用开水冲洗吸嘴消毒，用后拆开冲洗。禁止患者间混用，以防止疾病传染，注意保持吸舌器的清洁卫生。因为舌苔有分泌物等，吸舌器每次使用完要清洗，使用前可用70~100摄氏度的水消毒，用后清洗并放置于通风干燥处待用。

第十节　转移、站立和行走训练

一、床上坐起训练

1. 协助坐起训练

患者取健侧卧位，用健侧手托住患侧上方的肘部，健侧足插入患侧踝部下方，照护者在颈肩部给予向上的辅助，另一手将双下肢移至床边垂下，患者健侧手肘支撑床面，以髋关节为轴，向上坐起，如图2.33所示。

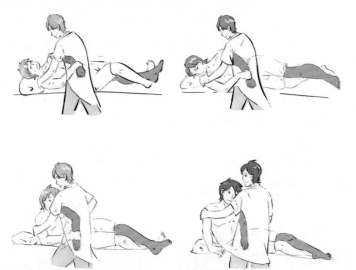

图2.33　协助坐起训练

2. 自主坐起训练

偏瘫患者自主坐起可按以下步骤训练：第一步仰卧位时先把健侧腿放在患侧下，带动患侧到床边；第二步把健侧的手放在床的另一边来推动上身起床，双脚移至床边；第三步用健侧的手来帮助身体坐立。

二、床上向轮椅转移训练

1. 协助训练

将轮椅置于患者健侧，轮椅与床呈30°~45°角，锁好轮椅手闸。协助患者移到床边，翻身侧卧，扶坐床边(动作同协助坐起训练)，直到两脚平放在地上。协助者面对患者，其两脚放在患者的脚两边，用膝部在前面抵住患者的偏瘫侧膝关节，同时注意防止患者膝关节外展。协助者把自己的手放在患者肩的胛骨上并抓住肩胛骨的内缘，使其向前，再用伸直的上肢托住患者的上肢，然后将患者的重心前移至脚上，在肩胛骨上加压，直至患者的臀部离开床面。然后以健脚为轴，旋转身体，患者用健侧手扶住远侧轮椅扶手，将臀部对准椅面坐下，整理好坐姿，如图2.34所示。

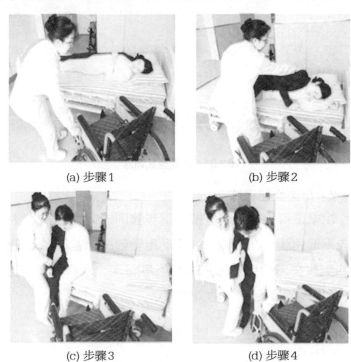

(a) 步骤1　　　　　　　　　(b) 步骤2

(c) 步骤3　　　　　　　　　(d) 步骤4

图2.34　由床向轮椅协助转移训练

2. 由床到轮椅转移的自主训练

由床到轮椅转移的自主训练适用于偏瘫患者，首先轮椅与床头呈30°~45°角放置，锁好轮椅手闸。患者先以健侧手拉住患侧手放于腹部，准备成坐姿，再以健侧脚移动患侧腿，抓住床栏，翻向健侧，自行旋转成坐姿，抓住床栏或轮椅近侧扶手，准备站立，然后旋转成站姿，抓住轮椅远侧的扶手并旋转身子，准备缓缓坐下，最后向后移动臀部，并调整到合适的位置，坐实于轮椅上，系好安全带，如图2.35所示。

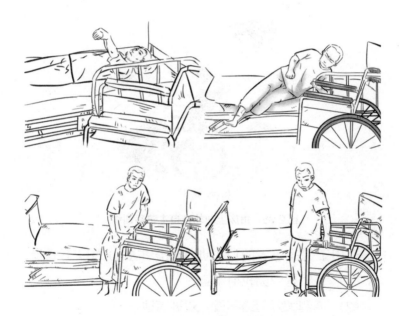

图2.35 由床向轮椅自主转移训练

三、轮椅向床上转移训练

协助轮椅向床上转移训练的过程与上面相反，轮椅置于患者健侧，轮椅与床尾呈30°~45°角，如图2.36所示。

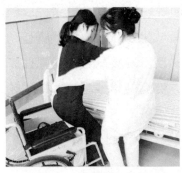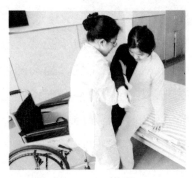

(a) 步骤1　　　　　　　　　　　(b) 步骤2

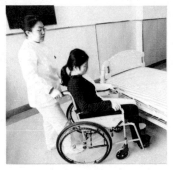

(c) 步骤3

图2.36　由床上向轮椅自主转移训练

适用于偏瘫患者的自主训练动作主要分为以下五步：

（1）　先锁好双侧轮椅手闸。

（2）　健侧脚翻起踏脚板，双脚落地。

（3）　健侧手扶住床栏，慢慢站立。

（4）　转身坐下。

（5）　由坐位躺回床上。此步骤自主训练患者可分解动作为用较强的腿来提起较弱的脚，把双脚提至床上，再用较强的手放在床上来帮助转身，最后顺利躺回床上。

四、 站立训练

坐位到站立位转换训练：患者坐位，双手交叉，手势向前，双足分开，与肩同宽，引导患者双侧上肢伸直，并向前下方用力伸出后缓慢抬高臀部，臀部离开坐位时伸直髋关节，膝关节站直，站直后嘱咐患者将其身体重心尽量放在中间，保持双侧肩关节在同一水平线上，双侧膝关节伸直，双侧足部在同一水平线上，如图2.37所示。患者肢体力量增加后，可放置一个靠背椅，照护者帮助其将双手放在椅背上，患者用力扶起椅背站起。

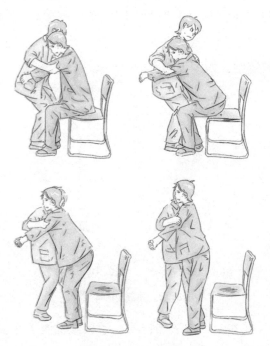

图2.37 站立训练

五、助行工具的选择及练习

行动不便的患者借助辅助用具，能够在保持身体平衡、支持体重的同时，增加肌力、辅助行走。

1. 手杖

(1) 三脚手杖：与地面有3个接触点。由于底面积较大，所以能提供比一般手杖更好的支持与稳定性。此类手杖尤其适用于不平的路面，如图2.38（a）所示。

(2) 四脚手杖：与地面有4个接触点。适于脑卒中后偏瘫、下肢无力的患者在刚开始康复的时候使用，可以增加行走的稳定性。但因4点可以构成多个平面，在路面不平时，反而容易造成摇晃不稳的现象，所以建议四脚手杖最好在室内使用，如图2.38（b）所示。

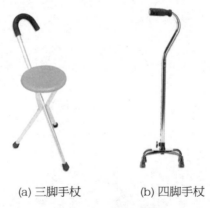

(a) 三脚手杖   (b) 四脚手杖

图2.38　手杖和助行器

(3) 手杖的使用方法与技巧：手杖最恰当的高度应该是人立正站立、两手自然下垂时，手杖从平地到达手腕部皮肤横纹之间的高度。

(4) 借助手杖的三点步行训练：患者的肘关节应当弯曲20°~30°，两肩保持水平，健侧手握手杖，先伸出手杖，然后迈出患侧脚，最后迈出健侧脚，以正常的足跟先着地的步态，目视前方行走。

(5) 借助手杖的二点步行训练：患者体位同前，健侧手握手杖，先伸出手杖并同时迈出患侧脚，再迈出健侧脚，该方法步行速度快，适用于偏瘫程度轻、平衡能力较高的患者。

2. 助行器

助行器适用于行动不便者、弱视者等，使用助行器辅助人体支撑体重、保持平衡、锻炼行走，在保障患者安全的情况下让患者得到有效的锻炼，如图2.39所示。

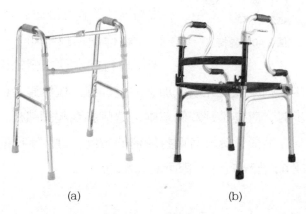

(a) (b)

图2.39 助行器

助行器步态训练有"三步法"：助行器→患侧腿→健侧腿。

(1) 具体步行顺序：先双手举起助行器向前移动一步，接着抬高患侧腿向前迈出半步，约在助行器横向的中线偏后方，然后迈出健腿与患侧腿在同一水平。患者使用助行器坐下时需要有靠背和扶手的椅子，并且加坐垫，坐下之前要做好准备，缓慢倒退，看好位置，双手扶稳，最后缓缓坐下。

(2) 使用技巧：与手杖相同，助行器的合适高度是患者挺直站立、手扶助行器握杆上臂肱骨与地面垂直、肘关节屈曲15°~30°时，从地面到手腕下端的垂直高度。

3. 轮椅

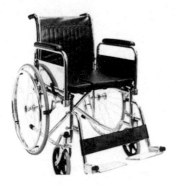

轮椅是脑卒中后偏瘫患者的代步工具，如图2.40所示，患者借助于轮椅进行身体锻炼和参加社会活动。要选用尺寸大小合适，座位宽窄适宜、深浅与靠背的高度舒适的轮椅。

轮椅使用技巧如下：若患者可自行完成从床到轮椅的转移动作，则应独自完成以加强力量训练。偏瘫患者使用轮椅代步时，应先松开双侧车闸，健侧脚翻起脚踏板，单脚落地支撑地面，旋转可调整轮椅的方向，健侧手同时用力向前或向后旋转轮子，即可完成移动。

图2.40　轮椅

六、步行训练

1. 初步训练

(1) 脚踝背屈的训练：健侧足在前，患侧足在后，大步站立，在患侧足足跟不离地的条件下背屈患侧脚踝，将体重转移到前方的健侧腿上。

(2) 准备迈步的训练：姿势同上，将患侧足足跟离地但足趾着地，再恢复足跟着地。

(3) 迈小步训练：健侧足站立，患侧足向前、向后迈小步。

(4) 滑板训练：患侧足站立，健侧足朝各方向滑动，使患侧足充分负重。

2. 迈步训练

(1) 试探式迈步：健侧腿站立，指示患侧腿迈步，当足跟将着地时立即抬起。

(2) 患侧腿负重训练：辅助者站在患侧，患者站立，将重心移向患侧，健侧腿可外展离地，使患侧腿充分负重。

(3) 前后迈步训练：健侧腿站立，患侧腿向前迈步，屈曲患侧膝再向后迈步。

(4) 患者躯干直立，健侧手扶住固定物体，重心移至健侧腿，膝关节微屈，辅助者帮助患者将患侧骨盆向前下方运动，防止骨盆在患侧腿迈步时外旋，当健侧腿迈步时，重心前移，辅助者站在患者的患侧后方，一手置于患侧膝部，另一手置于患侧骨盆处，以防其后缩，如图2.41所示(示例患者为右侧偏瘫)。

3. 自行步行训练

患者自然站立，双侧上肢置于体侧，头和躯干直立，先迈出健侧腿，然后放松患侧髋关节和膝关节，并进行迈步训练，患侧脚着地时，尽量脚跟先着地。

4. 扶持步行训练

扶持步行训练就是使用上述行走辅助工具扶持步行。行走训练应先借助助行器进行，再逐渐过渡到使用四足手杖，争取最终实现摆脱手杖独立行走。

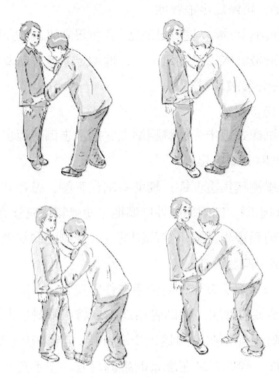

图2.41 迈步训练

七、其他几种姿势的转移自主训练

1. 站位到坐位（适用于偏瘫人士）

患者走到椅子旁，把健侧手放在相反方向的扶手上，慢慢转身，双脚一定要贴住椅子，健侧手放在扶手上来帮助稳定自己，然后屈膝，慢慢坐起。

2. 从椅上起立

患者坐在椅子上，把健侧手放在椅子的扶手上，双脚平放在地上，身体前倾。头向前倾，用双脚承受身体的重量，用健侧的手来推动自己站立起来，立正，把健侧的手放在椅子的扶手上，再把健侧的手移至手杖或助行器上。

3. 从地面起立

告诉患者，当不慎跌坐在地面时不用慌张，坐在地上，先挺直身体，再把身体重心转移至身体较强的一侧，把健侧的手放在椅上来帮助身体转移至跪着的位置，再把健侧的腿提起直至可以把脚平放在地上，身体前倾来推动自己至站立的位置。

第十一节　日常活动及作业训练指导

一、日常活动训练

日常活动训练，先从易到难，从简单到复杂，从肢体的近端到远端，逐级训练，最终达到患侧肢体的功能恢复与补偿。训练内容包括穿衣、换衣、餐具使用以及基本洗漱方法等。

1. 日常活动能力训练

(1) 正确坐姿：双脚平放、与肩同宽，双手十指交握，患侧大拇指在上，肘部伸直，带动身体重心前后移动。

(2) 转身运动训练：患者双手十指交握，患侧大拇指在上，交叉平举，左右转动带动转身训练。

(3) 肘部练习：患者取坐位，双手交叉推动桌上放置的滚枕或大球，来回拉动。

患手放在桌面保持不动，指示健侧手摩擦患侧上肢；或举手过头，触摸头顶，再触摸头后枕头，最后返回前方。

(4) 按手运动训练：选择两张椅子平放，患手五指分开按在椅子上，健侧手扶住患侧肘部，练习按压。

(5) 重心转移运动训练：选择稳妥的家具，如固定的桌子，患者双手重叠按在桌子上，来回转移身体重心。

(6) 膝盖练力训练：可选择楼梯踏步运动，目的是强化膝盖肌肉及控制能力。在上下楼梯时，以"好腿先上、坏腿先下"为原则，也可将身体重量分摊到手杖或楼梯扶手上。

以上动作10次为一组，以不疲劳为度，循序渐进。

2. 自我照护训练

(1) 垫子操：让患者在垫子上学习如何来回移动、侧卧和坐起，进而练习起床、上下轮椅。

(2) 病情允许时，鼓励患者主动参与照料自己的活动，可指导患者利用健侧手协助患侧手刷牙、洗脸、洗澡等；学习个人体表修饰，如梳头、修面；自己上厕所或使用便器，大小便自我处理；自己就餐，穿、脱衣服；学习戴手表、开灯、打电话、戴眼镜等动作，尽量减少对他人的依赖。

3. 常用训练技巧

(1) 挤牙膏训练：患者取椅上坐位，用患侧手将牙刷柄压住在桌上，用健侧手挤牙膏。

(2) 拧毛巾训练：患者取站立位，将毛巾绕在水龙头上，健侧手拧紧毛巾。

(3) 饮食动作训练：患者取坐位，健侧手拿水杯，将患侧上肢放在桌上，在手下放一防滑垫。

（4）洗健侧手训练：患者取站立位，先将毛巾弄湿，平放于洗手台上，将肥皂涂抹在毛巾上，用健侧手自己清洗手背。

（5）正确穿脱前开衫上衣训练：患者取椅上坐位，体重均匀分配，然后调整呼吸，使身体放松，健侧手从腿上拿起衣服，展开患侧手袖的袖口部，将患侧上肢轻轻放入袖口，提起衣领拉上袖子至肩部，再用健侧手从头部后方将衣服拿住，将衣服绕到健侧，健侧手伸入袖口并穿上衣服，重新将自己的坐位调整好，用健侧手将衣服整理好并用健侧手扣好纽扣，如图2.42所示。脱衣时先将健侧袖子脱下，再把健侧手放于患侧肩处，抓住衣服缓慢脱下患侧上肢衣袖。简而言之，即穿衣时先穿患侧，再穿健侧，最后扣扣子；脱衣时先脱健侧，再脱患侧。

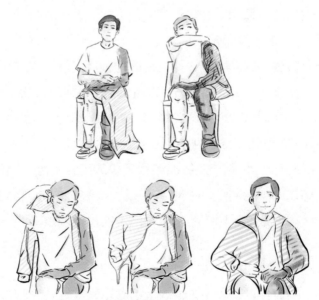

图2.42　正确穿开衫上衣训练

(6) 正确穿脱套头衫上衣训练：患者体位向前，将套头衫平铺于双膝上，正面向下，背面向上，衣襟靠近身体，领口位于膝部，健侧手抓住衣襟部，将患侧上肢自袖口轻轻穿出，健侧上肢穿过袖口，然后将双侧袖口拉至肘部以上，健侧手抓住衣服后身，颈部前屈，用健侧手拉平衣服的各个部分。脱衣步骤和穿衣步骤相反。

(7) 正确穿脱裤子训练：患者体位向前，调整呼吸，使身体放松，健侧腿在下，健侧手帮忙将患侧腿放在健侧腿上，如跷二郎腿，健侧手拿住患侧裤腿，轻轻套上患腿，然后慢慢放下患侧腿，再穿上健侧腿的裤腿，依靠手杖从坐位站起，用健侧手将裤腰提起，整理好裤子后重新坐下。脱裤子时在站立位用健侧手脱下裤腰带，坐位下先脱健侧，后脱患侧(建议患者使用松紧带裤腰，患者在站立时放松身体，注意体重均匀分配)。

(8) 正确穿脱鞋子训练：患者椅上坐位，健侧手帮忙将患侧腿放到健侧腿上，如跷二郎腿，用健侧手穿脱鞋子。

基本生活自理能力的训练内容应根据患者的实际情况选定，可以每次训练25~30分钟，每日3次。随后再根据患者的康复情况进行加强性生活能力的训练，内容主要为物品整理、基本的家务训练和简单的工作训练，可以每次训练35~50分钟，每周5次。以上康复训练的具体方案需要根据患者每天训练的疲惫程度及时进行调整。

二、 作业疗法

作业疗法(occupational therapy，OT)是指有选择地

指导患者通过设计和利用治疗活动来提高其在自理、工作及闲暇活动的独立能力，提高其日常生活活动能力，以达到最大限度地恢复躯体、心理和社会方面的功能。

作业疗法是康复医学的重要组成部分。脑卒中患者可能存在运动、感觉、吞咽、言语、视力、认知、心理和社会交往等方面的功能障碍，作业疗法在脑卒中患者的全程干预中有着积极且重要的作用，可以帮助患者最大限度地提高生活质量。以下是根据患者脑卒中后转入社区的时间顺序归纳的作业训练内容。

1. 第一个月的作业训练

基本日常生活活动能力(basic activity of daily living，BADL)训练，训练内容包括：学习正确地穿脱衣、裤、鞋、袜的方法，练习床椅转移、轮椅转移、拄拐行走、单手或者使用自助餐具进餐、洗脸、刷牙、剃须、梳头、洗澡、剪指甲、操作轮椅或步行如厕，20~30分钟/次，3次/天，以患者不感觉疲劳为宜。

2. 第二个月的作业训练

基本日常生活活动能力训练增加到5次/天，30~45分钟/次；根据功能状态的改善情况，循序渐进增加工具性日常生活活动能力(instrumental activity of daily living，IADL)训练，训练内容包括：整理自己的生活用品和衣服、打扫自己的房间、做饭、洗碗、洗菜、洗衣服等简单的家务，参加户外行走、社交活动、娱乐活动，修理、阅读等具有一定难度的工作，5次/周，30~45分钟/次。

3. 第三个月的作业训练

在不减少基本日常生活活动能力训练的情况下，着重工具性日常生活活动能力训练，并增加到7次/周，45~60分钟/次，在训练过程中如患者出现疲劳等状况时要缩短时间，减少频次，如患者精神状态较好，时间可以延长。

社区医务人员每月进行生活活动能力(activity of daily living，ADL)评定并检查训练执行情况，及时进行调整。在社区医务人员的指导下进行训练，强调患者主动参与，选取与患者实际生活需要相结合的作业训练内容，包括轮椅移动、饮食、更衣、洗澡、基本交流、个人卫生等BADL训练，在功能改善过程中鼓励患者做一些力所能及的家务、户外行走、社交活动、阅读、参加工作等IADL训练，逐渐恢复对社会的适应能力，同时对减少患者负性情绪有积极的影响。

第十二节　并发症的预防管理

脑卒中患者除疾病本身可能会遗留废用性肌萎缩、误用综合征等情况，最需要预防的并发症是压疮、肺部感染和深静脉血栓，这些并发症对患者的转归和预后影响巨大，甚至是危及生命。脑卒中患者，尤其是长期卧床者，并发症的预防管理非常重要。

一、压疮的预防管理

(1) 勤翻身是关键：每隔2小时翻身一次，减少局部受压时间。翻身时动作要轻柔，切忌拖、拉、拽等动作，以免擦伤皮肤。提倡使用软枕、手脚圈、定时下压床垫等方法，减轻骨突部位受压。

(2) 避免潮湿、剪切力：保持皮肤清洁干燥，床铺要清洁、平整、干燥、柔软透气，体位舒适，避免长时间半卧位。每天早晚擦洗受压部位一次，有大小便污染应及时清洁。

(3) 促进局部血液循环：压疮好发于骨突部位，尤其是骶尾部、髋部、肩胛部、肘部、足外踝、足后跟等。压疮好发部位的局部皮肤，可配合使用促进血液循环、润肤的保护剂，必要者也可使用透明贴膜等。

(4) 注意患者的营养，应多食高蛋白和复合维生素的食物，并补充足够的水分以增加皮肤的抵抗力。

如果发现骨突处局部皮肤压红不易褪色，需及时干预以防止进展，或寻求专业护士的帮助；压疮一旦发生，应在护士协助指导下，做好局部保护、换药、减压等进一步处理工作。

二、肺部感染的预防管理

(1) 翻身拍背。患者取侧卧位或坐位时，照护者一手扶住其肩膀，右手掌屈曲呈15°，掌心呈中空状，由下向上，由外向内，有节奏地轻轻拍打其背部或胸前壁，力度应均匀一致，以患者能耐受为度，间隔为1~2小时，每次3~5分钟为宜，饭后0.5小时内不适宜。注意不可在裸露的皮肤、肋骨上下、脊柱、乳房等部位叩打。

(2) 鼓励患者深呼吸，指导其进行有效咳嗽，咳嗽时尽量使痰液咳出。

(3) 注意保暖。给卧床患者更换尿布、翻身、拍背，治疗时尽量少暴露患者，病室温度保持在20~24摄氏度。

(4) 注意清洁空气。自然通风每天2~3次，每次20~30分钟。

(5) 加强口腔护理，保持口腔清洁。

(6) 健康教育。坠积性肺炎的防治是有效控制感染，排痰、保持呼吸道通畅是关键。对于意识清楚的患者，尽量鼓励其自行翻身、床上多活动。对于上肢肌力稍差的患者，鼓励患者吹气球、腹式呼吸、缩唇呼吸训练等。

三、 深静脉血栓的预防管理

下肢深静脉血栓(deep vein thrombosis，DVT)和与之相关的并发症肺栓塞(pulmonary embolism，PE)是脑卒中后数周内非常危险的状况。当前应用的几种预防脑卒中患者DVT的方法包括抗凝、间歇气压、弹力袜、早期被动运动等。有或无人帮助下每日步行至少50英尺(15.24米)可使脑卒中后DVT的发生率明显下降。

(1) 病情不允许下床者，应主动活动双足、脚趾及双下肢肌肉关节，每天3~4次反复做踝泵训练即活动脚踝，如图2.43所示。

患者应尽早下床行走。踝泵训练的具体方法如下：患者平卧于床上，患侧足踝关节运动，踝关节的中立位为小腿与足垂直，足垂直向前，最大限度地使足背远离小腿的运动为跖屈约45°，最大限度地使足背接近小腿的运动为背伸约30°(即踝关节最大屈伸度带动比目鱼肌和腓肠肌舒缩)，交替进行，保持时间约为5秒。

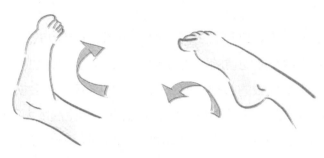

图2.43 踝泵训练示范

(2) 长期卧床患者需要照护者协助做偏瘫肢体的被动运动，从被动到主动加被动运动、主动运动过渡，每日3次，可有效加速肢体静脉血流。

(3) 避免保持固定的坐卧姿势过久，如坐车30分钟以上，可间断主动活动脚踝。保持适量运动，散步、慢跑等有氧运动方式有助于增加肢体的血流速度，减轻下肢血液淤滞，避免静脉血栓形成。

(4) 根据情况在医生指导下选择应用弹力袜、弹力绷带，或使用下肢血液循环压力泵，减少静脉瘀血和增加回流。

(5) 预警症状：如果出现以下任何一个症状，要及时联系家庭医生或到医院就诊，并禁忌按摩和热敷。① 一侧肢体突然肿胀；② 下肢有压痛；③ 足背急剧弯曲时，可引起小腿肌肉深部疼痛；④ 下肢浅静脉曲张。

第十三节 心理健康评定与指导

第十三节 心理健康评定与指导

脑卒中患者常伴有不同程度的焦虑、抑郁状态，它可以继发于脑卒中遗留的躯体残疾(瘫痪、失语等)，也可以是脑卒中本身导致的精神心理变化，生物-心理-社会模式被广泛接受。脑卒中的突然发生，使患者日常生活能力降低、神经功能缺损，社会和经济环境发生改变，导致患者心理应激障碍，心理平衡失调，可能诱导脑卒中后焦虑和抑郁等心理健康问题的发生、发展。因此需要患者调整心态、适应角色的转换，需要家属在生活上、情感上、经济上给予患者支持，关注和正确认识患者的心理健康问题。

脑卒中患者本身可能存在焦虑和自卑心理，积极关注和预防患者的心理健康问题应做到以下注意事项：医护人员和患者家属要正确估计患者的残留能力和功能丧失的程度，期望值不宜过高，要考虑到患者锻炼的耐力，及时鼓励患者，以提升其主观能动性等，同时要注意患者的心理状态，提高患者战胜疾病的信心，激发其追求生活质量的欲望。最好能给患者创造一个安静、舒适的环境，激发、鼓励和支持患者，改善患者的心理状态，增强他们战胜疾病的信心，达到提高疗效和生活质量、促进康复的目的。与患者说话时语调平稳，不要高一声低一声，应近距离跟患者说话，声音要清晰；注意患者的心理变化，照护者和家属应积极关心、体贴、尊重和谅解患者，使患者感受到家庭的温暖和照顾，如了解患者的需要，经常握患者的手，整理患者的头发，陪同患者参加户外活动等；帮助患者建立稳定规律的日常生活，适当参与一些活动，定时运动，减少午睡习惯，使患者克服孤独感，尊重患者的生活习惯和爱好，鼓励其从事一些兴趣活动。

患者心理健康问题的早期识别和及时接受治疗具有十分重要的意义。脑卒中后抑郁(post-stroke depression, PSD)是指发生于脑卒中后，表现出脑卒中症状以外的一系列以情绪低落、兴趣缺失为主要特征的情感障碍综合征，常伴有躯体症状。总体发生率高达40%~50%，其中约15%为重度抑郁，可伴严重自杀倾向甚至自杀行为。脑卒中后抑郁可发生于脑卒中后的各一个时期，显著增加脑卒中患者的病死率、致残率和认知功能障碍，降低患者的生存质量，给患者及其家庭乃至社会带来了十分沉重的负担。脑卒中后抑郁容易被忽视，近年来越来越多的学者认为对PSD进行早期积极治疗是非常必要的。如未及时发现和治疗，将影响脑卒中患者神经功能的恢复和回归社会的能力。

脑卒中患者及对照人群的抑郁高危因素包括：高龄(≥65岁)，女性，独居，受教育水平低，患有糖尿病，躯体共病数量多，既往曾罹患抑郁症，脑卒中病情严重(针对脑卒中患者)。对于脑卒中患者而言，既往存在抑郁病史与脑卒中严重者抑郁风险非常高。

脑卒中患者一般不主动叙述，甚至掩饰自己情绪的不良体验，而多以失眠、疼痛、消化道症状、流泪、遗忘等躯体症状为主诉；有些表现为依从性差，导致脑卒中症状加重或经久不愈；患者常伴随一定的认知功能损害，也可表现为执行功能减退、记忆力下降、注意力不集中等。脑卒中患者的心理健康问题多为轻中度抑郁，常伴发焦虑或者躯体化症状，多半症状不典型或存在交流障碍，故照护者或家庭医生的"察言观色"尤为重要。

照护者或家庭医生应注意细心观察患者的言谈举止和面部表情，以觉察患者内心的情感活动。如发现患者愁眉苦脸、叹息，流露出悲观、自责和绝望等表情时，即使患者口头上未明确有情绪低落、兴趣减退等明显的抑郁症状，也应高度警惕其为脑卒中后抑郁患者。如果发现患者有可能抑郁的症状，则需要给予患者更多的时间、耐心，与患者交谈，并对照使用抑郁症状评估量表进行识别。

最简单和常用的抑郁症状评估量表是患者90秒四问题提问法和9条目健康问卷量表(patient health questionnaire, PHQ-9)，具体见表2.2、表2.3。这是中国临床实践专家共识推荐应用于脑卒中后抑郁的识别和初筛。患者90秒四问题提问法回答均为阳性，则需要使用抑郁症状评估量表评估抑郁的严重程度；或者9条目健康问卷量表的前两项（① 做什么事都没兴趣，没意思；② 感到心情低落，抑郁，没希望)回答为阳性，均建议咨询专业人员做进一步评估，以免漏诊或误诊，必要时转诊精神科进行专科诊断和治疗。

表2.2　90秒四问题提问法

问题	阳性
过去几周是否感到伤感或无精打采或对生活的乐趣减少了？	是
除了不开心之外,是否比平时更悲观或者想哭？	是
经常有早醒吗(事实上并不需要那么早醒来)？	是(每月超过一次以上为阳性)
近来是否经常想到活着没意思？	经常或是

表2.3 PHQ-9 9条目健康问卷量表

根据过去两周的状况,请您回答是否存在下列描述的状况及频率,请看清楚问题后在符合您的选项前画"√"	选项			
1.做事时提不起劲或没有兴趣	□完全不会	□好几天	□一半以上的天数	□几乎每天
2.感到心情低落,沮丧或绝望	□完全不会	□好几天	□一半以上的天数	□几乎每天
3.入睡困难,睡不安稳或睡眠过多	□完全不会	□好几天	□一半以上的天数	□几乎每天
4.感觉疲倦或没有活力	□完全不会	□好几天	□一半以上的天数	□几乎每天
5.食欲不振或吃太多	□完全不会	□好几天	□一半以上的天数	□几乎每天
6.觉得自己很糟——觉得自己很失败,让自己或家人失望	□完全不会	□好几天	□一半以上的天数	□几乎每天
7.对事物专注有困难,例如阅读报纸或看电视时	□完全不会	□好几天	□一半以上的天数	□几乎每天
8.动作或说话速度缓慢到别人已经察觉,或正好相反——烦躁或坐立不安,动来动去的情况更胜于平常	□完全不会	□好几天	□一半以上的天数	□几乎每天
9.有觉得不如死掉或用某种方式伤害自己的念头	□完全不会	□好几天	□一半以上的天数	□几乎每天

备注:① 完全不会=0分;② 好几天=1分;③ 一半以上的天数=2分;④ 几乎每天=3分

总分:___

结果分析	没有抑郁	有抑郁症状	明显抑郁症状	重度抑郁
分值	0~4分	5~9分	10~14分	15~27分
标准分(请在相应分值处打"√")				

093

《卒中后抑郁临床实践的中国专家共识》指出临床实践过程中应采用症状学诊断和抑郁评估量表的得分相结合的诊断模式。推荐PSD诊断标准为(同时满足A~E):

A.至少出现以下3项症状(同时必须符合第1项或第2项症状中的一项),且持续1周以上。

① 经常发生的情绪低落(自我表达或者被观察到);

② 对日常活动丧失兴趣,无愉快感;

③ 精力明显减退,无原因的持续疲乏感;

④ 精神运动性迟滞或激越;

⑤ 自我评价过低,或自责,或有内疚感,可达妄想程度;

⑥ 缺乏决断力,联想困难,或自觉思考能力显著下降;

⑦ 反复出现想死的念头,或有自杀企图/行为;

⑧ 失眠,或早醒,或睡眠过多;

⑨ 食欲不振,或体重明显减轻;

B. 症状引起有临床意义的痛苦,或导致社交、职业或者其他重要功能方面的损害。

C. 既往有脑卒中病史,且多数发生在脑卒中后1年内。

D. 排除某种物质(如服药、吸毒、酗酒)或其他躯体疾病引起的精神障碍(例如适应障碍伴抑郁心境,其应激源是一种严重的躯体疾病)。

E. 排除其他重大生活事件引起的精神障碍(例如离异、丧偶)。

如果A项中,患者出现了5个以上的症状,且持续时间超过2周，则可考虑为重度脑卒中后抑郁。

脑卒中后抑郁患者的治疗应综合运用心理治疗、药物治疗和康复训练等多种手段，以期达到最佳的治疗效果。因为脑卒中后抑郁既与脑卒中后脑损害及伴随的认知损害、功能残疾、生活质量下降等有关，又与既往情感障碍病史、人格特征、应对方式、社会支持等社会心理因素有关。目前不推荐常规使用药物来预防脑卒中后抑郁。医护人员应参照循证医学证据，充分遵循个体化治疗的原则并考虑患者(家属)意愿等，选择治疗手段及治疗药物，尽可能地首先使用成功把握最大、副作用最小的方法。照护者及家属要督导患者配合治疗，遵医嘱服用药物，按期咨询就诊等，不可片面否定药物的作用，更不可讳疾忌医。脑卒中后抑郁临床实践的参考流程可参考图2.44。

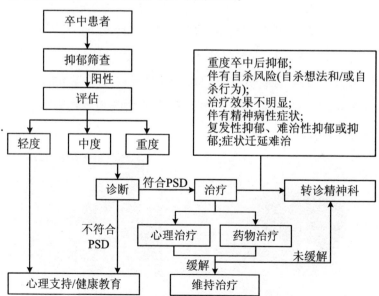

图2.44　脑卒中后抑郁临床实践的参考流程图

第十四节 自助用具咨询指导

脑卒中患者可能因偏瘫、手指屈曲痉挛或变形、无力造成部分功能缺失，为了帮助其省时、省力地完成其本来无法完成的日常生活活动，可以配置、制作或改良辅助器具，主要与上肢功能和日常生活活动有关。自助器具通过代替和补偿丧失的功能，为患者节省体能、提高生活自理能力和质量、改善心理状态，能帮助患者更好地适应生活，甚至重返工作岗位，有利于减轻家庭和社会的负担。

一、万能袖带

(1) 材料：硬布或皮革，可以购买或自制。

(2) 步骤：① 将硬布或皮革裁成宽2~3厘米的长条状，长度大于手掌沿掌横纹外周长约5厘米；② 在掌侧制作一条形袋用于插工具手柄，然后在背侧加尼龙搭扣固定。具体可参考图2.45示例。

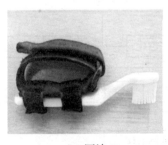 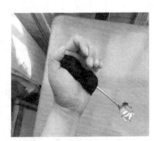

(a) 用法1 (b) 用法2

图2.45 万能袖带

二、进食自助具

脑卒中患者单手进食时，可在盘子上加一个盘档，进食推动食物时，食品被阻，不会被推出盘子外面，又易于盛入勺内，便于进食，盘档可用旧罐头铁片剪制。手功能受限者，可根据情况将汤匙手柄加粗或弯成一定角度，使其有利于抓握，或达到无法正常使用的角度。具体可参考图2.46示例。

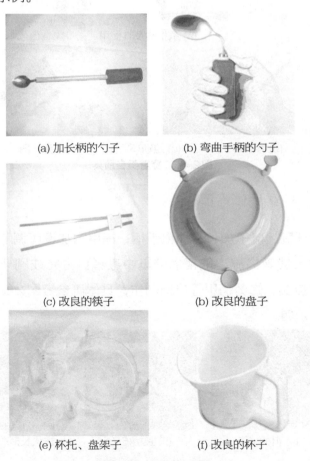

(a) 加长柄的勺子　　　　　(b) 弯曲手柄的勺子

(c) 改良的筷子　　　　　(b) 改良的盘子

(e) 杯托、盘架子　　　　　(f) 改良的杯子

图2.46　进食自助具

三、穿着类自助具

准备穿袜自助具及长柄鞋拔等，可以方便偏瘫者或精细动作失能者自主穿脱衣物。具体可参考图2.47示例。

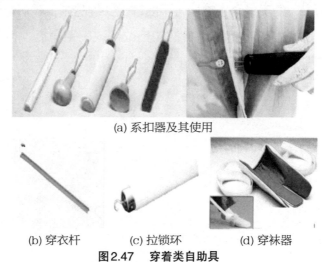

(a) 系扣器及其使用

(b) 穿衣杆　　　(c) 拉锁环　　　(d) 穿袜器

图2.47　穿着类自助具

四、辅助修饰类自助具

牙刷、梳子加长，加粗手柄，指甲钳加设可调节角度的放大镜等措施，能帮助脑卒中患者自主完成刷牙、洗澡、梳头、修剪指甲等修饰动作，具体可参考图2.48、图2.49示例。

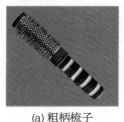 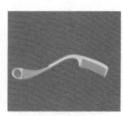 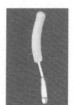

(a) 粗柄梳子　　　(b) 长柄梳子　　　(c) 柱状长柄洗澡刷

图2.48　梳洗类自助具

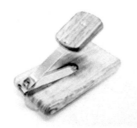

(a) 剪指甲自助器具1

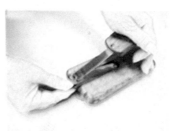

(b) 剪指甲自助器具2

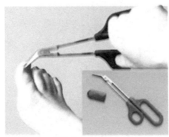

(c) 剪指甲自助器具3

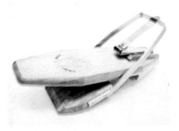

(d) 剪指甲自助器具4

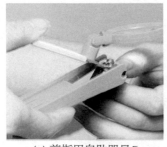

(e) 剪指甲自助器具5

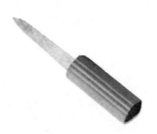

(f) 剪指甲自助器具6

图2.49　修剪指甲类自助具

五、厨房自助具

在砧板上加挡板，可防止切菜后洒落四周；左手失利者，可在砧板上加固尖头的钉子，便于有效固定洋葱、胡萝卜、西红柿等；通过改制刀具和器具，脑卒中后偏瘫者

也能有效完成切菜、包饺子等烹饪环节，具体可参考图
2.50、图2.51示例。

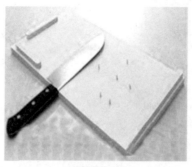

(a) 特制厨具1

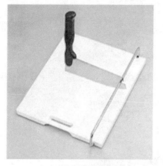

(b) 特制厨具2

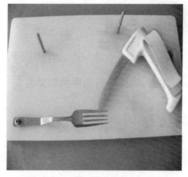

(c) 特制厨具3

图2.50　厨房改制类自助具

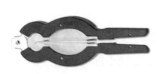
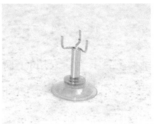

(a) 开瓶器　　　　　　　(b) 切菜固定器

图2.51　厨房辅助类自助具

六、居家自助具

对居家的一些常用的器具进行改造，更方便患者使用，具体可参考图2.52示例。

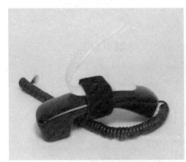
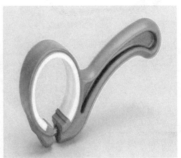

(a) 通信自助器　　　　　　　(b) 门把手

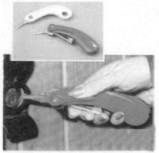

(c) 钥匙扳手

图2.52　居家类自助具

七、文娱类自助具

脑卒中患者能借助于翻页器、书写器等自助具，完成阅读等多样的文体娱乐活动，具体可参考图2.53、图2.54、图2.55示例。

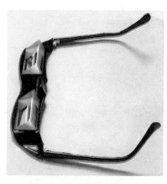

(a) 棱片眼镜

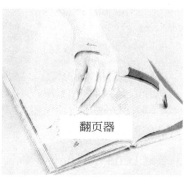

(b) 翻页器

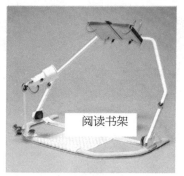

(c) 阅读书架

图2.53　阅读类自助具

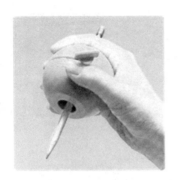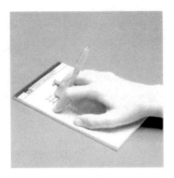

(a) 抓握式书写器   (b) 移动式书写器

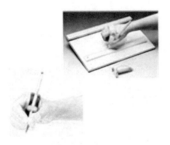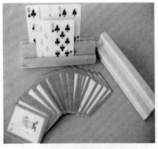

(c) 掌套式书写器   (d) 打牌自助器

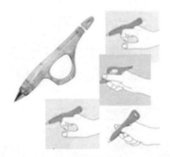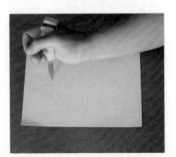

(e) 异形书写器   (f) 插袋式书写器

图2.54　书写娱乐类自助具

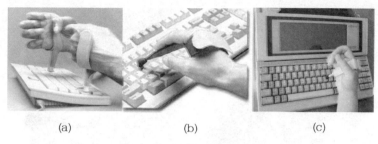

(a)   (b)   (c)

图2.55　计算机打字自助具

第十五节　不良习惯及起居指导

　　健康的生活方式是脑卒中防治的基石，持之以恒将终身受益。戒烟限酒、规律生活、平衡饮食、控制体重与体育锻炼相结合，注意防止便秘，可以降低脑血管病的发病率。简而言之，就是重在预防——要"管住嘴、迈开腿"。

一、戒烟

　　烟草与脑卒中的关系无疑是密切的，吸烟是脑卒中的独立危险因素，2018版《中国急性缺血性脑卒中诊治指南》对戒烟的推荐更是上升到一个新高度。脑卒中者应尽快开始戒烟，同时应避免吸二手烟(被动吸烟)，因此在病房内或在患者身边开展无烟运动是非常有必要的。为了健康请戒烟!让烟草远离脑卒中病房，远离脑卒中患者!

戒烟行动可能需要行为疗法、尼古丁替代产品和口服戒烟药物，需要者可以进行戒烟咨询，也可到戒烟门诊寻求帮助。戒烟咨询包括自我教育(阅读、视听有关宣传资料)及个别和集体咨询。最为有效的方法是保健人员与吸烟者之间一对一的，或由多个保健人员组成集体咨询。总的来说，咨询次数越多，时间越长，成功率越高，一般4~7次最为有效。具体措施有：

(1) 知晓吸烟的危害，有主动戒烟的意愿。

(2) 采取突然戒烟法，一次性完全戒烟；对烟瘾大者逐步减少吸烟量。

(3) 戒断症状明显的可采用尼古丁替代或戒烟药物治疗，给药途径包括经口(口香糖式)、经皮(粘贴)及经鼻(气雾)三种。推荐药物治疗与行为咨询相结合。

(4) 避免吸二手烟。

(5) 克服依赖吸烟的心理及惧怕戒烟不被理解的心理。

(6) 家人及周围同事应给予理解、关心和支持。

(7) 采用放松、运动锻炼等方法改变生活方式，防止复吸。

二、限酒

酗酒可使脑卒中危险增加，世界卫生组织对酒的新建议是饮酒越少越好。具体措施有：

(1) 认识过量饮酒的危害，过量饮酒易患高血压、脑卒中。

(2) 不提倡患者饮酒，包括高血压患者，鼓励限酒或戒酒。

(3) 酗酒者逐渐减量；酒瘾严重者，可借助药物戒酒。

(4) 家庭成员应帮助患者解除心理症结，使之感受到家庭的温暖。

(5) 成立各种戒酒协会，形成一种氛围，进行自我教育及互相约束。

三、 控制体重

避免肥胖，维持理想且合适的体重。体重指数(BMI)目标在18.5~24.0千克/米^2。腰围男性<90厘米，女性<80厘米。BMI的计算方法是：体重(千克)/身高(米)^2；脐上两指用皮尺绕腰一周即测得腰围。劝说超重者和肥胖者通过采用健康的生活方式、增加体力活动等措施减轻体重，降低脑卒中发病的危险。具体措施有：

(1) 减少油脂性食物的摄入。

(2) 减少总热量的摄入。

(3) 增加新鲜蔬菜和水果的摄入。

(4) 增加足够的活动量，至少保证每天摄入能量与消耗能量的平衡。

(5) 假如肥胖者非药物治疗效果不理想，可考虑辅助用减肥药物。

(6) 宣传肥胖的危害，肥胖者易患高血压、糖尿病和脑卒中。

四、合理饮食

提倡多吃蔬菜、水果，适量进食谷类、牛奶、豆类和肉类等，使能量的摄入和消耗达到平衡。限制红肉的摄入量，减少饱和脂肪(<10%/天总热量)和胆固醇(<300毫克/天)的摄入量；限制食盐的摄入量(<6克/天)。

五、运动锻炼

规律运动的三原则是：有恒，经常地、规律地运动；有序，循序渐进；有度，根据自身年龄和体质适度运动。增加规律、适度的运动是健康生活方式的一个重要组成部分，具体应注意以下内容：

(1) 运动方式：建议根据年龄和血压水平选择适宜的运动，如步行、慢跑、做气功、打太极拳等。

(2) 运动强度：因人而异，常用的运动强度指标为运动时最大心率达到170减去年龄(如50岁的人运动心率为120次/分钟)。

(3) 运动频率：一般每周3~5次，每次30~60分钟，肥胖者可适当增加活动次数，注意劳逸结合，以不出现不适反应为度，避免竞技性和力量型运动。

(4) 运动时间：最好选在每天傍晚或晚餐后1小时左右，因为此时人体肾上腺激素分泌相对较少，血压不高，锻炼时发生脑卒中的概率会降低，不主张晨起锻炼，因为人体血压在早晨处于高峰值，锻炼可能会导致脑卒中的复发。

若有心脑血管疾病或严重微血管病变者，应按具体情况选择运动方式、时间和运动量。在家里、花园、社区门诊等地方活动或锻炼时，注意防止摔倒、撞伤等意外。

六、生活规律,注意劳逸结合

避免久坐不动，要保证足够的睡眠和休息时间，血压升高时起床宜按"三步走"步骤放慢过程，以防起床过猛引发血压突然增高。注意避免体位的突然改变，起床最好先在床上"安神定痛"10分钟(即赖床)，之后再慢慢起床、穿衣，以避免脑供血不足或者体位性低血压的发生。

七、其他起居注意事项

(1) 保持心情愉快，心态平和。

(2) 居室要通风，注意保持个人卫生。

(3) 保持口腔清洁，有活动性义齿应及时取下保养清洁，必要时进行口腔护理，每日2~3次。

(4) 注意防寒保暖。寒冷易引起血管收缩、血压升高，应注意及时增减衣物。部分患者在冬天洗澡时，喜欢将热水温度调至很高，使皮肤烫得通红，以为能够舒张全身经络，相反有研究显示用温度较高的水洗浴容易引发脑出血，故老年患者应避免用过热的水洗澡。

小贴士

健康生活顺口溜

炒菜油盐少放点，口味别咸清淡点，戒烟限酒自觉点，

体重腰围控制点，伸腰伸腿勤动点，青菜水果多吃点，

五谷大豆杂食点，开水牛奶多喝点，精神愉快放松点，

> 休息睡眠充足点，每日二便通畅点，个人卫生良好点，
>
> 血压心率常测点，勤看医生定时点，要想生活滋润点，
>
> 防治知识多懂点，思想态度重视点，行动改变紧跟点，
>
> 养成习惯坚持点，疾病卒中远离点，身体健康长寿点。

第十六节 照护者指导

美国有报道显示，只有约10%的脑卒中患者通过治疗可以让行动恢复如前，约50%的患者可治愈出院，但不能像从前那样行动自如，需要一定的帮助，约40%的患者日常起居都需要他人看护。脑卒中患者恢复期较长，加之生活可能不能完全自理，易产生消极心理、情绪低落，同时患者病后易产生依赖心理、活动量少等。这都会影响患者的康复，也难免给照护者带来考验和困扰。为80%~90%的患者提供照护服务的是家庭，而不是专业的看护中心。在与脑卒中患者相处方面，我们当中的很多人需要接受指导。本节讨论脑卒中患者的家庭成员和照护者需要注意的一些基本事项。

脑卒中患者的家庭成员和照护者首先要接受现实，配合医护人员观察并掌握其病情，想方设法帮助患者渡过难关。鼓励陪同患者参加脑卒中病友会、照护者俱乐部等活动，学习并分享相关经验，有利于帮助患者减压。

在日常生活方面，要创造一个良好的休养环境，安全

的环境、适当的感觉刺激、与亲人共同的家庭生活是最有利于脑卒中患者康复的。根据具体状况，在室内改造或添置各种各样的有用设备，帮助照护者更加轻松地照顾患者，例如在失语者床边放一个小铃铛或者玩具遥控器，以便他需要帮助时可以叫人。家庭成员要做到关心体贴、尊重和谅解患者，多与患者交流沟通，鼓励患者战胜疾病，帮助患者适应可能残留的障碍。尽量避免频繁更换照护者，不采取特殊方式来改变老人的习惯。曾经做过的事情、现在可以做的事情、被周围人认可的事情，有利于患者拥有自己的角色。比如住院时将照片和纪念品等重要物品放在床头，到养老机构带上可引起回忆的物品及习惯用的生活物品，有利于患者稳定情绪。

与脑卒中患者沟通要注意技巧，如多鼓励患者，注意患者的感觉，说话简短直接，保持眼神的接触，多欣赏称赞，肯定患者过去的成就，准许其缅怀过去，甜蜜温馨的气氛可以对感官产生有利的刺激。针对合并有健忘的脑卒中患者，照护者应理解其因健忘必须依赖别人的心情，同时不要影响患者的自尊，使其无心理负担地依赖你。注意保持患者与外界联络，预防其独自外出，随身携带联络资料，并重复指导，营造良好的人际关系，使患者的生活变得丰富这样可能会使健忘消失。

另一方面，不要过于"保护患者"，注重保持和提升患者自我照顾的能力。注意鼓励患者在不引起疼痛的情况下进行更多的康复训练，耐心教会其在功能残缺状态下日常生活的方法。了解患者的实际能力，简化活动，配合患者的生活习惯，让患者尝试去做，参与家务，重拾自信，在可能会出危险的地方进行环境提示或使用辅助用具，尽可能地让患者独立完成力所能及的事情。例如，督促患者正确服药是照护者的重要任务之一，许多药物的药效与如何服用、何时服用密切相关，照护者"大包大揽"不如"放手不放眼"，可以让患者参与共同整理药物，用专用药物盒分餐式摆放次日药物，也可以共同整理一个服药时间表，请患者服药后在时间表或日历上标注记号，督促确保服药环节不出现遗漏。如果遇到不能确定的药物问题或患者告知的需要注意的事项，可以咨询社区家庭医生小组。这些既有利于减少照护者的负担，又有利于患者主动配合，使其早日真正地重返家庭、回归社区。

第三章

脑卒中的高危因素管理

第一节　脑卒中高危因素管理之高血压

脑卒中患者多有高血压、糖尿病、高脂血症、房颤等基础疾病，这些基础疾病又是脑卒中发生的独立危险因素。患者及家属需要配合家庭医生，针对高危因素进行长期而规范的管理，例如合理安排生活方式，规律监测血压、血糖，定期复诊，对于异常发现给予积极治疗，及时调整药物剂量或调整药物类型等。本章将分别阐述患者具体如何做好健康管理。

一、高危因素之高血压管理

脑卒中无论是初发还是再次发作，高血压都是一种与之密切相关的危险因素。患者收缩压每升高 20 mmHg 或舒张压每升高 10 mmHg，脑卒中的风险会增加 1 倍，冠心病的风险也会增加 1 倍；血压水平高于 160/100 mmHg 可使脑卒中再发的风险明显增加。脑卒中后的患者，不论既往是否有高血压史，对血压的管理都至关重要，均需密切监测血压水平。

（一）高血压的定义

高血压是指在未服用抗高血压药物的情况下，经非同日3次测量，收缩压≥140 mmHg 和/或舒张压≥90 mmHg，可诊断为高血压。患者既往有高血压史，目前正在服用降压药，血压虽低于140/90 mmHg，也可诊断为高血压。家庭血压≥135/85 mmHg，动态血压白天≥135/85 mmHg，或24小时平均值≥130/80 mmHg 为高血压诊断的阈值。

我国当前高血压患病人数达2.7亿，每5个人中可能就有1个高血压，却只有约10%控制良好，约60%的患者未接受治疗。高血压不能治愈，但可以控制。年龄≥18岁的成年高血压患者均应纳入规范管理，尤其应关注清晨血压，其次是夜间血压。

（二）高血压的常见症状和危害

高血压可引起头晕、头痛、眼花、失眠等不适症状，大部分人得了高血压后并没有典型的症状。但无论高血压患者有无不适，都容易发生脑卒中、心脏病或肾功能不全、周围血管病变、眼底出血或视物模糊等并发症，甚至致命。因此，世界卫生组织称高血压为"无声杀手"。

在全球范围，高血压是导致死亡和心血管疾病的主要原因，脑卒中和心衰是与高血压相关的常见疾病。亚洲人比西方人有更高的盐敏感性和盐摄入量，与高血压相关的心血管疾病主要是脑卒中。中国是脑卒中高发区，治疗高血压的主要目标是预防脑卒中，换句话说，降低高血压患者的血压水平是预防脑卒中的关键。

(三) 易患高血压人群

(1) 血压高值(收缩压130~139 mmHg和或舒张压85~89 mmHg)。

(2) 超重(BMI：24~27.9千克/米^2)或肥胖(BMI≥28千克/米^2)或腹型肥胖(腰围：男≥90厘米、女≥85厘米)，风险为正常人的3倍。

(3) 有高血压家族史(遗传倾向)。

(4) 长期高盐膳食。

(5) 长期过量饮酒(每日饮白酒≥100毫升)。

(6) 男性年龄≥55岁，女性更年期后风险会增大。

(7) 危险因素还包括缺乏运动、精神压力大、经常吸烟等。

以上易患人群，建议至少每半年测量血压1次，提倡家庭自测血压，利用各种机会筛查测量血压。高血压是可以预防的，对易发生高血压的易患人群，应实施高血压危险因素控制，定期监测血压，以做到高血压的早期发现、早期诊断和早期治疗。

(四) 高血压的评估及管理

1. 高血压病的分期

分期最主要的依据是器官损伤及功能代偿情况。

(1) Ⅰ期：血压达到确诊高血压水平，舒张压大部分时间波动在12.0~13.3千帕(90~100 mmHg)之间，休息后能够恢复正常，临床上无心脏、脑、肾并发症表现。

(2) Ⅱ期：血压达到确诊高血压水平，舒张压超过13.3千帕(100 mmHg)以上，休息后不能降至正常，并有下列各项中的一项者：① X 线、心电图或超声心动图检查，有左心室肥大的征象；② 眼底检查，可见颅底动脉普遍或局部变窄；③ 蛋白尿和(或)血浆肌酐浓度轻度升高。

(3) Ⅲ期：血压达到确诊高血压水平，舒张压超过14.7~16.0千帕(110~120 mmHg)，并有下列情况中的一项者：① 脑血管意外或高血压脑病；② 左心衰竭；③ 肾功能衰竭；④ 眼底出血或渗出，有或无视乳头水肿。

2. 高血压的分级

我国高血压防治指南未建议对高血压患者进行分期，而是采用危险分层和分级的描述方法，一般是根据血压值的多少来分级。18岁以上成人的血压按不同水平定义和分级，详见表3.1。

表3.1　血压水平的定义和分级

级别	收缩压(mmHg)		舒张压(mmHg)
正常血压	<120	和	<80
正常高值血压	120~139	和/或	80~89
高血压	≥140	和/或	≥90
1级高血压(轻度)	140~159	和/或	90~99
2级高血压(中度)	160~179	和/或	100~109
3级高血压(重度)	≥180	和/或	≥110
单纯收缩期高血压	≥140	和	<90

注：① 如果患者收缩压与舒张压分属不同级别时，则以较高的级别为准；② 单纯收缩期高血压可以按照收缩压水平分为1、2、3级。

3. 高血压的危险分层

危险分层主要用于判断患者预后或为治疗决策提供参考。根据患者血压水平、现存的危险因素、靶器官损害、伴发临床疾患将高血压的危险分为低危、中危、高危三层，详见表3.2。

表3.2　高血压的危险分层

危险因素和病史	1级高血压	2级高血压	3级高血压
无	低危	中危	高危
1~2个危险因素	中危	中危	很高危
≥3个危险因素或任一项靶器官损害	高危	高危	很高危

注：若出现临床并发症或糖尿病，均为很高危。

(1) 低危：1级高血压，且无其他危险因素。

(2) 中危：2级高血压；1级高血压，并且伴发1~2项危险因素(危险因素包括：男性>55岁、女性>65岁；吸烟；血脂异常；肥胖或腹型肥胖；早发心血管病家族史)。

(3) 高危：3级高血压；高血压1或2级伴三个及以上危险因素；高血压(任何级别)，伴任何一项靶器官损害(左心室肥厚、超声显示颈动脉粥样硬化、肾小球滤过率降低或血肌酐升高、微量白蛋白尿)；高血压(任何级别)并存任何一项临床疾患(心脏病、脑血管病、肾脏病、周围血管病、视网膜病变、糖尿病等)。

4．高血压的管理

血压的管理应遵循以下三个原则：达标、平稳和综合管理。血压达标是治疗的基本目标，以期最大限度地降低心脑血管病发病风险。对于高血压患者来说，血压波动大往往比血压值偏高更危险，24小时血压平稳控制很重要，特别是对于亚洲患者，亚洲患者控制好血压的获益可能比西方患者更大。有调查显示，88.9%的中国高血压患者合并一种以上心血管危险因素，如肥胖、吸烟、缺乏运动等。

高血压是一种以血压持续升高为特征的"心血管综合征"，应该综合干预管理患者所有并存的危险因素和临床疾患，而不仅仅是单纯的降压治疗。

血压管理的主要措施有：

(1) 长期坚持非药物和药物治疗。

(2) 接受高血压相关知识教育。

(3) 正规监测与随访。

（五） 高血压的非药物治疗

长期坚持生活方式改善是高血压治疗的基石，限盐、合理饮食、规律运动、减轻体重、戒烟限酒等均有利于对高血压的控制。轻度的高血压患者通过合理饮食等生活方式的改变，就有可能使血压下降；即使较严重的、在服药的高血压患者，也可通过饮食控制等非药物治疗降低血压，减少用药剂量和预防并发症。

1. 减少食盐摄入

减少钠摄入可以有效降低血压，每减少2.3克/天可使收缩压下降3.82 mmHg。目标是每人每日食盐摄入量逐步降至6克。减少食盐摄入的主要措施有：

(1) 日常生活中食盐的主要来源为烹饪用盐及腌制、卤制的食品，应尽量少用上述高盐食品。

(2) 建议在烹饪时尽可能地用量具称量食盐，可使用特质的盐勺；普通啤酒瓶盖去掉胶皮垫后水平装满可盛6克食盐。

(3) 用替代产品，如代用盐、食醋等。

(4) 知晓高盐饮食的危害，高盐饮食者易患高血压，要加大宣教力度。

2. 合理饮食

合理膳食可降低收缩压8~14 mmHg。目标是减少膳食脂肪，营养均衡，控制总热量。要求低盐，低脂，低热量，富含维生素、钾和膳食纤维。合理饮食的主要措施有：

(1) 总脂肪占总热量的比率<30%，动物脂肪少吃或不吃，饱和脂肪占比<10%，每日食用油<25克；每日瘦肉类50~100克；每日奶类250克。

(2) 蛋类每周3~4个，鱼类每周3次左右，少吃糖类和甜食。

(3) 多食新鲜蔬菜，每日不少于400~500克，水果100克。

(4) 适当增加纤维素的摄入。

3. 规律运动

高血压患者不仅可以运动，而且要坚持运动。规律的体育锻炼可降低收缩压4~9 mmHg。目标是中等强度，频率为每周5~7次，持续时间以每次持续30分钟左右，或每日累计30分钟。规律运动的主要措施有：

(1) 高血压患者适宜进行有氧运动，形式可根据自己的爱好灵活选择。

(2) 步行、快走、慢跑、游泳、气功、太极拳等项目均可。

(3) 运动的强度可通过心率来反映，运动时上限心率=170−年龄。

(4) 规律运动的对象为没有严重心血管病的患者。

(5) 应注意量力而行，循序渐进。

(6) 一次运动时间不足30分钟的,可以累计。

4. 戒烟

吸烟可使高血压的危险增加2~4倍。戒烟的目标是坚决放弃吸烟,提倡科学戒烟,避免被动吸烟。具体措施可见第二章第十五节"不良习惯及起底指导"的相关内容。

5. 限酒

中度以上饮酒量与血压水平呈显著正相关,饮酒可抵抗药物的降压作用。限酒可降低收缩压2~4 mmHg。限酒的目标是不饮酒,如饮酒则少量:白酒<50毫升/天(1两/天)、葡萄酒<100毫升/天(2两/天)、啤酒<250毫升/天(5两/天),女性减半,孕妇不饮酒。具体措施可见第二章第十五节"不良习惯及起底指导"的相关内容。

6. 控制体重

体重控制的目标是体重指数BMI(千克/米^2)<24;腰围:男性<90厘米,女性<85厘米。具体措施可见第二章第十五节"不良习惯及起底指导"的相关内容。

7. 保持心理平衡

精神紧张、不良精神刺激、愤怒或恐惧可导致血压升高,得了高血压要重视,但不要紧张。目标是减轻心理压力,保持平衡心理。保持心理平衡的主要措施是保持乐观性格、知足常乐,减轻心理负担、纠正不良情绪、缓解精神压力和紧张情绪、进行心理咨询、音乐疗法及自律训练或气功等。

(六) 高血压的药物治疗

1. 启动药物治疗时机

所有高血压患者一旦诊断,均建议立即采取治疗性生活方式干预。高危患者应立即启动降压药物治疗；中危患者可随访1个月，多次测量血压，结果还是收缩压≥140 mmHg和/或舒张压≥90 mmHg，推荐或考虑降压治疗；低危患者且未合并冠心病、心力衰竭、脑卒中、外周动脉粥样硬化病、肾脏疾病或糖尿病的高血压患者，可根据病情及患者意愿暂缓给药，采用单纯生活方式干预，最多观察3个月，若仍未达标，再启动药物治疗。

2. 常用降压药物

尽量选用证据明确、可改善预后的五大类降压药物，即血管紧张素转换酶抑制剂(ACEI)和血管紧张素Ⅱ受体阻滞剂(ARB)、β-受体阻滞剂(B)、钙拮抗剂(CCB)、利尿剂(D)，依次简称A、B、C、D类。

(1) 血管紧张素转换酶抑制剂(ACEI)和血管紧张素Ⅱ受体阻滞剂(ARB)：合称A类，如盐酸贝那普利、卡托普利、厄贝沙坦、氯沙坦等。两类药物降压作用明确，保护靶器官证据较多，尤其适用于心力衰竭、心肌梗死、糖尿病、慢性肾脏疾病患者，有充足证据证明可改善预后。用于蛋白尿患者，可降低尿蛋白，具有肾脏保护作用。ACEI类药物易引起干咳，若无法耐受，可换用ARB类药物。两类药物均有引起血管神经性水肿的可能，但很少见。

(2) β-受体阻滞剂：简称B类，如美托洛尔、比索洛尔等。可降低心率，尤其适用于特殊人群，例如心率增快的年轻高血压患者、房颤及心衰患者，可改善预后；用于冠心病、劳力性心绞痛患者，可减轻心绞痛症状。注意支气管痉挛、心动过缓等副作用，禁用于严重心动过缓、哮喘患者；不要突然停药，以免发生撤药综合征。

(3) 钙拮抗剂(CCB)：简称C类，如氨氯地平、非洛地平、硝苯地平缓释片等。此类药物降压作用强，耐受性较好，无绝对禁忌证，适用于大多数类型的高血压，老年单纯收缩期高血压等更适用；少数患者可能有头痛、踝部水肿、牙龈增生等副作用。

(4) 利尿剂：简称D类，噻嗪类利尿剂较为常用，如氢氯噻嗪等。降压作用明显，小剂量噻嗪类利尿剂适用于1~2级高血压或脑卒中二级预防，也是难治性高血压的基础药物之一。小剂量使用基本不影响糖脂代谢，大剂量使用对血钾、尿酸及糖代谢可能有一定影响，要注意定期检查血钾、血糖及尿酸。

(5) 固定低剂量复方制剂：由上述五大类药物组合而成的固定剂量复方制剂，由于服用方便，易于长期坚持，可改善治疗的依从性，近年来已成为高血压治疗的新模式，推荐使用。其他有明显降压效果的药物，包括复方利血平片、复方利血平氨苯蝶啶片等根据患者的情况可使用，应用时要注意其相应组成成分的禁忌证和副作用。

3. 药物治疗的原则及注意事项

高血压药物治疗的原则包括：

(1) 小剂量开始，采用较小的有效剂量以获得疗效而使不良反应最小，逐渐增加剂量或联合用药。

(2) 尽量用长效药，每天24小时血压稳定于目标范围内，可有效防止靶器官损害，故积极推荐使用一天给一次而药效持续24小时的长效药物，如果使用中效或短效药，每天须用药2~3次。

(3) 联合用药，为使降压效果增大而不良反应抵消或减小，可以联合采用两种或多种不同作用机制的降压药，尤其适用于2级以上高血压或高危患者。

(4) 个体化治疗，根据患者的具体情况选用更适合的降压药。

在患者能耐受的情况下，推荐尽早血压达标，并坚持长期达标。治疗2~4周评估血压是否达标，如达标，则维持治疗；如未达标，则及时调整用药方案。每次调整药物种类或剂量后建议监测血压，观察2~4周，评价药物治疗的有效性，避免频繁更换药物，除非出现不良反应等不耐受或需紧急处理的情况。血管紧张素转换酶抑制药(ACEI)与(ARB)一般作为两药联用的常规推荐，除非针对心肌梗死、心力衰竭患者。

缺血性脑卒中和冠脉事件常常发生在清晨，血压也常常在清晨达到峰值。这些平行出现的现象提示，清晨高血压可能对心脑血管事件的发生存在重要影响。清晨血压升高(定义为夜间睡眠到早晨醒来血压存在变化)或醒来1~2小时的平均血压升高，独立于24小时动态收缩压增高和其他心血管危险因素。使用短效或中效药物、用药剂量不足或者联合用药不足可能是导致亚洲患者清晨血压控制不佳的主要原因。合理使用长效降压药物(通常采用足量并适当联合用药)可以控制清晨血压，也可以考虑在睡前给予降压药物。

(七) 脑卒中患者的血压综合管理特殊要求

(1) 急性期降压治疗应缓慢，以防止由于脑血流灌注不足引起的脑损伤。血管内治疗患者的血压管理目标是在治疗过程中及治疗结束后的24小时内将血压调整至≤180/105 mmHg是合理的。对于获得成功再灌注的患者，调整血压至≤180/105 mmHg可能是合理的。

(2) 既往未接受降压治疗的缺血性脑卒中或TIA患者，发病数天后如果收缩压≥140 mmHg或舒张压>90 mmHg，应启动降压治疗；对于血压<140/90 mmHg的患者，不推荐降压治疗。

(3) 既往有高血压病史且长期接受降压药物治疗的缺血性脑卒中或短暂性脑供血不足患者，如果没有绝对禁忌，发病后数天应重新启动降压治疗。

(4) 在脑卒中急性期(2~4周)过后，患者病情稳定时，在患者可耐受的情况下，最好能将血压降至140/90 mmHg以下。研究表明，舒张压保持在80 mmHg以上时，每降低5 mmHg，脑卒中再发风险可降低15%。即使在140/90 mmHg以下的血压，若大幅波动，也会导致较高的脑卒中复发以及其他心脑血管问题。

(5) 由于颅内大动脉粥样硬化性狭窄(狭窄率70%~99%)导致的缺血性脑卒中或短暂性脑供血不足患者，推荐收缩压降至140 mmHg以下，舒张压降至90 mmHg以下。由于低血流动力学原因导致的脑卒中或短暂性脑供血不足患者，应权衡降压速度与幅度对患者耐受性及血流动力学的影响。

(6) 降压药物种类和剂量的选择以及降压目标值应个体化，应全面考虑药物、脑卒中的特点和患者三方面的因素。

(7) 高血压和血压变异性增加与脑卒中后不良预后相关。在脑卒中后高血压的管理中，可考虑应用CCB类降压药物，因为其在控制血压波动方面效果优异。对于脑卒中患者的脑卒中和心血管事件的二级预防，证据支持以利尿剂为基础的治疗，特别是当与ACEI类降压药物联合使用时。

（八） 高血压的监测管理与健康教育

1. 高血压患者的随访

根据血压是否达标决定随访频率。血压达标者3个月随访一次，未达标者2~4周随访一次，直至血压达标；高血压患者每年体检一次，了解有无靶器官损害及新发并发症。

2. 高血压患者的血压监测管理

(1) 初诊或血压未达标及血压不稳定患者，每日早晚各测1次，每次测量3遍；连续测量7天，取后6天血压的平均值作为治疗决策的参考。

(2) 血压达标且稳定的患者，则每周自测1~2天，早晚各1次。

(3) 血压长期控制不理想者或评估降压药治疗效果的患者，可增加测量次数。

坚持每天多次测量血压有助于发现问题，尤其是血压波动较大的患者。医院就诊测量血压次数有限，另外很多人因为就医紧张，在医院测量的诊室血压数值偏高。对于诊断高血压，以及明确服用降压药物的效果，可以通过家庭血压测量来补充。如每日服用降压药之前可以测一次血压，清晨高血压者建议每天清晨醒来时测一次晨起血压。

3. 家庭血压监测

家庭血压监测是严格24小时血压控制的第一步。家庭血压监测收缩压为125 mmHg可能是理想的清晨血压目标。家庭自测血压的注意事项如下：

(1) 选择合适的电子血压计：专家推荐使用经国际标准化认证的上臂式电子血压计，不推荐手腕式、夹手指式血压计。

(2) 测量前注意事项：患者测血压前30分钟内，不喝咖啡或酒，不剧烈活动，排空膀胱，静坐休息5~10分钟。

(3) 具体步骤：将电子血压计放在桌上，桌子与椅子的理想高度差是25~30厘米；选择靠背椅，心情放松，取坐位，身体挺直，双脚自然平放，忌跷二郎腿；将电子血压计的袖带空气排尽，绑在左臂或者右臂的肘关节以上，注意与心脏平齐，上臂不能有与毛衣等厚的衣服，裸露或只穿一件薄衣服，绑好袖带，松紧以能插入1指为宜；打开电子血压计的开始按钮进行测量，在测量过程中，手臂放松，手掌张开，不要握拳，不讲话、不活动。间隔3~5分钟后再次测量一遍，取平均值即为此次测量的结果，松开绑定袖带，如实记录血压测量的时间及结果，按关闭键，如图3.1所示。

(4) 测量时机：血压达标且稳定者每周固定一天，于早上起床后1小时，服降压药前测坐位血压；初诊者早6~9点和晚6~9点各测一次，血压不稳定或不达标者可增加家庭血压测量的频率；老年人、糖尿病患者及出现体位性低血压情况者，应加测坐立位血压。

(5) 坐立位血压测量方法：先常规取平卧位测得血压值，不要解开袖带，然后嘱患者立即站立起来，按照坐位测血压的方式抬高上臂，保持袖带至心脏水平，同时快速测量血压。通常认为，站立后收缩压较平卧位时下降20 mmHg或舒张压下降10 mmHg，即为体位性低血压。

(6) 固定的测量习惯：要定时间、定体位、定部位、定血压计，以减少误差。

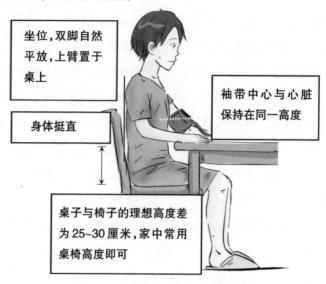

坐位，双脚自然平放，上臂置于桌上

袖带中心与心脏保持在同一高度

身体挺直

桌子与椅子的理想高度差为25~30厘米，家中常用桌椅高度即可

图3.1　家庭血压自测示意图

4. 高血压的健康教育

高血压风险中遗传因素影响占30%，不良生活方式占70%，也就是说高血压的发生与个人生活方式高度相关。防控高血压，自我管理是关键。我们要广泛开展健康教育，宣传高血压防治知识，倡导人人知晓自己的血压，倡导"合理膳食、适量运动、戒烟限酒、心理平衡"的健康生活方式，倡导控制危险因素、规范治疗，使血压达标，减缓靶器官损害，减少脑卒中等并发症的发生。同时，个人生活方式深受周围环境的影响，我们倡导家人共同积极学习

高血压防治知识，从家庭开始，建设健康良好的支持性生活环境。

实践中发现许多人对高血压防控有误区，要落实健康教育，帮助人们走出认知误区。

(1) 误区1：高血压可以根治。高血压病一经确诊，绝大多数患者都需要终身坚持非药物和药物治疗。不管在何地、何种媒体宣传有能根治高血压的"灵丹妙药"，宣称某种药物、高科技产品、保健食品或仪器可以根治高血压，不必再服用降压药，都决不可轻信。其实，目前全世界尚没有任何一种药物、仪器能够根治高血压。

(2) 误区2：自行停药。高血压不能治愈，但能控制。有些患者服药后血压降至正常，就认为高血压已治愈，而自行停药，这是非常有害的做法。停药后，血压会再次升高，导致血压波动，加重对心、脑、肾等器官的损害。应该在长期的血压控制达标后，逐渐减少药物剂量和种类，在减药过程中，应当监测血压的变化。

有些患者去医院复查之前自行停服降压药物，认为停药后血压测量得更真实，这也是错误的做法。因为降压治疗是一个长期过程，医生更关注服药后的血压水平。因此，无论是否去医院就诊，均应按时服药。

(3) 误区3：没有症状血压就不高，没有感觉就不服降压药。部分高血压患者仅凭感觉用药，头晕吃药，头不晕不吃药。其实，血压的高低是无法感觉出来或估计出来的。没有不适感觉，并不能说明血压不高；头晕等症状也有可能是其他疾病引起的。血压的高低与症状的轻重之间没有明确的关系。

(4) 误区4：太早用药，以后会无效。一部分高血压患者认为，降压药用得太早会导致以后用药无效，如现在症状不重就不要用药，这种想法非常危险。因为血压升高后，心、脑、肾等多个器官会在不知不觉中受到损害。血压控制得越早，越能预防心、脑、肾等器官受到的伤害，其远期的预后就越好。如果等到这些脏器出现了并发症，就已失去了最佳治疗时机。

有些人由于担心降压药物的不良反应而不敢服用降压药物。实际上，仅有很少一部分人服用降压药物会有不良反应，相比高血压致残、致死的严重后果而言，服用降压药物利大于弊。

(5) 误区5：长期用药将形成耐药性。有些人用药一段时间，即使没有不适的表现，血压稳定，也担心形成耐药性，要求换药，其实这没有必要。降压药不像抗生素类药，长期服用形成耐药性的可能性较小。有些患者开始服用药物有效，过一段时间后血压控制不如以前，多数是由于病情进展所致或者发生了其他情况，这时候应该请医生根据个体情况，添加或更换降压药物。

(6) 误区6：高血压有"药"就行。部分高血压患者只坚持服药，不关注血压值，也不会定期测量血压。高血压患者应遵医嘱服药，但这种"盲目"用药是不可取的。要保证血压长期平稳达标，必须坚持定期测量血压并记录，以便掌握用药与血压变化的关系；降压强调个体化治疗，及时动态调整。

也有不少患者认为，得了高血压病后肯定要坚持长期、规律地服药，而对吸烟、饮酒等不良习惯不加以控制，这也是错误的。其实药物治疗应该建立在健康生活方式的基础之上，两者缺一不可。药物和非药物治疗哪个更重要？正确的做法是一旦确诊为需要服药的高血压患者，就一定要坚持药物治疗，以非药物治疗为辅助手段。

总之，所有高血压患者应当到正规医院就诊，均应在改变不健康生活方式的基础上，合理应用降压药物并坚持配合治疗。

小贴士

高血压应对关键点

(1) 血压测量"三要点"：安静放松，位置规范，读数精准。

(2) 诊断要点：以诊室血压为主，140/90 mmHg 为界，非同日三次超标可确诊。

(3) 健康生活方式"六部曲"：限盐减重多运动，戒烟限酒心态平。

(4) 治疗"三原则"：达标、平稳、综合管理。

(5) 基层高血压转诊四类人群：起病急、症状重、疑继发、难控制。

第二节　脑卒中高危因素管理之糖尿病

糖尿病是缺血性脑卒中患者临床预后不良的重要危险因素，中国国家脑卒中登记数据显示，糖尿病是缺血性脑卒中患者发病6个月后发生死亡或生活依赖的独立危险因素，缺血性脑卒中住院患者糖尿病的患病率高达45.8%。据2010年的调查显示，18岁以上人群糖尿病患病率为

9.7%，多数糖尿病患者控制不佳，这意味着10年后糖尿病并发症将成为巨大挑战，心脑血管并发症是我国糖尿病患者的首要慢性并发症。故脑卒中患者发病后应接受空腹血糖、糖化血红蛋白监测，对糖尿病或糖尿病前期患者进行生活方式和（或）药物干预能减少脑卒中事件，应充分考虑患者的临床特点和药物的安全性，制订个体化的血糖控制目标，同时警惕低血糖事件带来的危害。

一、糖尿病的定义

糖尿病是因胰岛素分泌绝对或相对不足以及靶组织细胞对胰岛素敏感性降低，从而引起蛋白质、脂肪、水和电解质等代谢紊乱的综合征，其中以高血糖为主要特征。

1. 糖尿病的诊断依据

空腹血糖大于或等于7.0 mmol/L(毫摩尔/升)，和或餐后两小时血糖大于或等于11.1 mmol/L即可确诊。

2. 糖尿病的分型

(1) 1型糖尿病：发病年龄轻，大多<30岁，起病突然，多饮、多尿、多食、消瘦症状明显，血糖水平高，不少患者以酮症酸中毒为首发症状，血清胰岛素和C肽水平低下，ICA、IAA或GAD抗体可呈阳性。单用口服药无效，需用胰岛素治疗。

(2) 2型糖尿病：常见于中老年人，肥胖者发病率高，常可伴有高血压、血脂异常、动脉硬化等疾病。起病隐匿，早期无任何症状，或仅有轻度乏力、口渴，血糖增高不明显者需做糖耐量试验才能确诊。我国2型糖尿病占90%以上。

多项临床研究均证实，无论1型还是2型糖尿病，在治疗时，除了严格控制血糖之外，同时还应严格控制相关的危险因素如血压、血脂、体重等，这样可使脑卒中、心功能衰竭、眼底病变等多种糖尿病的微血管和大血管并发症的发生率降低30%~60%，明显降低与糖尿病有关的死亡率。

3. 成年人糖尿病高危人群的定义

成年人糖尿病高危人群是指年龄≥40岁，有糖调节受损史，超重或肥胖和(或)中心型肥胖，静坐生活方式，一级亲属中有2型糖尿病家族史，有巨大儿(出生体重≥4千克)生产史或妊娠糖尿病病史的妇女，高血压(血压≥140/90 mmHg)，血脂异常或正在接受调脂治疗，动脉粥样硬化性心脑血管疾病患者，有一过性类固醇糖尿病病史者，多囊卵巢综合征(PCOS)患者，长期接受抗精神病药物和(或)抗抑郁药物治疗的患者。糖尿病筛查成人高危人群应及早开始；成人非高危人群从40岁开始；儿童、青少年高危人群从10岁开始；青春期提前者从青春期开始。

二、 糖尿病的常见症状

(1) 多饮、多尿、多食和消瘦，即体重下降，如图3.2所示。严重高血糖时出现典型的"三多一少"症状，多见于1型糖尿病，发生酮症或酮症酸中毒时"三多一少"症状更为明显。

(2) 疲乏无力，肥胖。多见于2型糖尿病。2型糖尿病发病前常有肥胖，若得不到及时诊断，体重会逐渐下降。

(3) 我国糖尿病患者前期表现以负荷后血糖升高为主。

典型的"三多一少"——"四兄弟"

 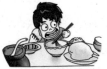

多饮　　　**多食**　　　**多尿**　　　**体重下降**

据调查,具备典型症状(三多一少)的糖尿病患者尚不足总数的一半,许多患者症状并不典型,看上去与糖尿病不沾边,其实也是糖尿病家族中的一员。

图3.2　糖尿病的典型症状

三、 糖尿病患者如何预防心脑血管疾病

糖尿病患者预防心脑血管疾病要"多管齐下"——健康管理核心策略,即"ABC"策略,如图3.3所示。

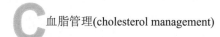

A 糖化血红蛋白(HbA1c)
阿司匹林(aspirin)

B 血压达标(blood pressure control)

C 血脂管理(cholesterol management)

图3.3　预防心脑血管疾病的ABC策略

A——控制血糖、阿司匹林抗血小板聚集治疗。

B——血压达标。一般患者 <130/80 mmHg,高龄、一般健康状况较差患者 <140/90 mmHg。

C——控制血脂。无心脑血管危险因素者，低密度脂蛋白胆固醇(LDL-C)<2.6 mmol/L；伴心脑血管危险因素者，LDL-C若不能达标，则至少降低≥50%；大于40岁，或伴心脑血管危险因素者，即使血脂达标，也应给予药物干预。

四、 糖尿病患者如何管住健康

首先是预防糖尿病的发生，对于有糖尿病家族史、体型偏胖的朋友，应该定期(半年或一年)体检，及早发现血糖增高的苗头，及早进行预防；其次就是预防糖尿病的并发症，对于诊断糖尿病的患者不能"没症状"或"没有不舒服"就不控制，应该尽早治疗、综合管理。

糖尿病的防治需要综合治疗和管理，俗称"五驾马车"，缺一不可，具体如图3.4所示。

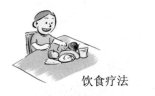
饮食疗法

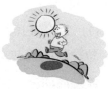
运动锻炼

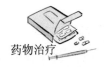
药物治疗

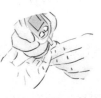
血糖监测

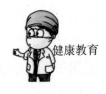
健康教育

图3.4　糖尿病综合治疗的"五驾马车"

对于糖尿病的防治：一方面是生活方式干预(控制饮食、

适当运动)，多数人知道，但做不到或者不知具体如何做到；另一方面是药物治疗和监测，许多人存在错误认识，例如不接受或抵触药物治疗，尤其是胰岛素。

1. 美食巧吃更健康

饮食治疗是各种类型糖尿病治疗的基础，一部分轻型糖尿病患者单用饮食治疗就可控制病情。通过合理的饮食可改善整体的健康状况，配合运动和药物治疗，将血糖控制在理想范围，达到全面代谢控制满足一般和特殊生理状态需要，达到或维持成人的理想体重，保证充沛的体力，有效防治各种糖尿病急、慢性并发症的发生。目前糖尿病饮食治疗多采用食物交换份法，具体步骤即饮食计算"三部曲"：第一步确定每日饮食总热量；第二步计算每日所需食物交换份；第三步均衡营养，三餐巧搭配。下文将一一详细介绍。

(1) 确定每日饮食总热量。

总热量的需要量要根据患者的年龄、性别、身高、体重、体力活动量、病情等综合因素来确定。

① 确定个人的标准体重，可参照下述公式：

适用于成年男性：标准体重(千克)=身高(厘米)−105；

适用于成年女性：标准体重(千克)=[身高(厘米)−100]×0.9；

适用于小、中学生(不分性别)：标准体重(千克)=身高(米)^3×13.2。

标准体重也可根据年龄、性别、身高查表获得。

② 体重指数(BMI)——确定体型是肥胖型还是消瘦型。

公式为：BMI(千克/米^2)=体重(千克)/身高(米)^2。

体重判断标准见表3.3。

表3.3　体重判断标准

BMI	判断标准
<18.5	体重过轻
18.5~23.9	正常
24~27.9	超重
≥28	肥胖

③ 劳动强度——根据劳动强度确定每日每千克标准体重所需要的热能。成人糖尿病每日每千克标准体重所需要的热量见表3.4。

表3.4　成人糖尿病每日每千克标准体重所需热量供给表(千卡)

强度	极轻劳动	轻度劳动	中度劳动	重度劳动
消瘦	30	35	40	45
正常	25~30	30	35	40
超重	15~25	25~30	30~35	35~40
肥胖	15	20~25	30	35

④ 确定每日所需要的总热量。依据个人日常体力活动情况来估算出每千克标准体重热量需要量。总热量=标准体重×每日每千克体重所需热量。体力活动的分类参照见表3.5。

表3.5　体力活动分类参照表

分类	举例
轻体力劳动	坐着的工作、洗衣、做饭、驾驶汽车、缓慢行走等
中等体力劳动	搬运轻的东西、长距离行走、环卫工作、庭院耕作、刷油漆、管道工作、电焊工作等
重体力劳动	重工业、重农业、室外建筑、搬运、铸造、收割、挖掘、钻井、木工等

必要时要根据患者的其他情况作相应调整。儿童和青春期、哺乳期、营养不良、消瘦以及有慢性消耗性疾病患

者应酌情增加总热量。肥胖者要严格限制总热量和脂肪含量，给予低热量饮食，每天总热量不超过1 500千卡，一般以每月降低0.5~1.0千克体重为宜，待接近标准体重时，再按前述方法计算每天的总热量。另外，年龄大者较年龄小者需要热量少，成年女子比男子需要热量少。

(2) 计算每日所需食物交换份。

将食物按照来源、性质分成几大类，同类食物在一定重量内所含的蛋白质、脂肪、碳水化合物和热量相似，不同类食物间所提供的热量也是相同的。能产生90千卡热量的食物重量叫作一个交换份。例如：35克馒头和200克菠菜均可产生90千卡热量，可记作一个交换份。

所需食物交换份数的计算公式：总食物交换份数=总热量÷90。

(3) 均衡营养、三餐巧搭配。

以上内容帮助解决了饮食分量，要想达到"优质"，还要均衡营养。合理选择食物，碳水化合物占50%~60%，蛋白质占15%~20%，脂肪不超过30%。一份不同类食物交换份所提供的热量是相同的，即同样能产生90千卡热量。食物示例见表3.6，表中所列均为食物1个交换份的量。

表3.6　分类食物交换份示例参照表

分类	食物交换份举例
谷薯类	25克大米、35克馒头、25克苏打饼干、25克面粉、100克土豆、200克鲜玉米(1个中等带棒空心玉米)
果蔬类	500克大白菜、500克西红柿、200克胡萝卜、150克藕、300克草莓、200克苹果
肉蛋类	80克虾子、50克瘦肉、60克鸡蛋、100克豆腐、130克无糖酸奶、400克豆浆
油脂类	10克菜油(1勺)、15克核桃仁、25克花生米、25克带壳葵瓜子、15克芝麻酱

选择食物时同类食物可以互换，但不同类食物间不能互换。例如，500克大白菜是果蔬类，可以用150克藕或200克苹果替代，但不能换成50克瘦肉(肉蛋类)或25克花生米(油脂类)。

合理搭配一日三餐。最常见的分配方案是早餐1/5、午餐2/5、晚餐2/5或者早、午、晚各占1/3。如果选择少食多餐的方案，可以在两餐之间和睡前加餐，加餐的热量从下一餐中扣除。

另外，烹饪方法不推荐炸、煎、过油红烧，推荐清蒸、凉拌、烩、煮等；建议每日饮温开水6~8杯，即1 200~1 500毫升；熬粥时间不宜过长，在粥变稠前喝，还需要减少大米的分量，加杂粮和青菜类；特别强调要定期监测血糖、营养指标，以检验食谱的可行性。

小贴士

糖尿病饮食顺口溜"12345"

"1"：每日一袋牛奶，有助于补钙和预防中老年缺钙所致的代谢性骨病。

"2"：每日300克左右的碳水化合物，相当于主食6两(干重)，具体情况可根据各自的劳动强度和理想体重等因人而异，摄入量可以是150~500克。

"3"：每日约三份蛋白质食品，每份高蛋白食品相当于50克瘦肉、100克豆腐、一个大鸡蛋、25克黄豆或100克鱼虾等。

"4"：有粗有细、不甜不咸、少量多餐、七八分饱，有利于营养均衡。

"5"：每日进食约400克蔬菜和100克水果，有利于补充丰富的维生素、纤维素和微量元素。

2. 合理运动身体棒

增加体力活动可改善机体对胰岛素的敏感性，降低体重，减少身体的脂肪量，增强体力，提高工作能力和生活质量。

(1) 运动的强度和时间长短应根据患者的总体健康状况来定，找到适合患者的运动量和患者感兴趣的项目。

(2) 运动方式：可多样化，以有氧运动为主，如散步、快步走、慢跑、健美操、跳舞、打太极拳、游泳、练气功等。避免在天气太热和太冷的情况下运动。

(3) 运动量选择：活动时的心率=170−年龄，活动时间为30~60分钟，每天一次，肥胖者可适当增加活动次数。有心脑血管疾病的应按具体情况选择运动方式。运动不宜在空腹时进行，餐后30~60分钟开始为佳，防止低血糖发生。

3. 药物治疗来帮忙

部分患者认为"是药三分毒"，吃药对肝脏、肾脏不好；认为现在要是用了药，以后糖尿病重了，就没药可用了。其实，这些都是对降糖药的误解。血糖异常，需要控制饮食、运动没错，但是单靠这些，对大多数患者是不够的，应该尽早加用口服降糖药物。及时服用药物，不仅不会损伤身体，相反还会带来更多益处。因为降糖药物的作用不仅仅在于降低血糖，更重要的是，它还可以保护身体的各个器官，保护血管，推迟甚至阻止准糖尿病患者进入糖尿病患者的队伍，延缓甚至防止糖尿病患者出现各种等并发症。

(1) 胰岛素促泌剂(如格列齐特)：磺脲类可以刺激胰岛 β 细胞分泌胰岛素，格列奈类可以刺激胰岛素的早时相分泌，胰岛素促泌剂多在餐前30分钟服用，注意低血糖。

(2) 双胍类(如二甲双胍)：作用机制是减少肝脏葡萄糖的输出和改善外周胰岛素抵抗，餐中或餐后服用，注意胃肠道的不良反应。

(3) 噻唑烷二酮类(如吡格列酮)：能够改善胰岛素抵抗，增加靶细胞对胰岛素作用的敏感性，要求空腹或随食物服用，主要不良反应为胃肠道反应和体重增加。

(4) 葡萄糖苷酶抑制剂(如阿卡波糖)：可以延缓碳水化合物在肠道的消化吸收，要求与第一口饭同时嚼服，最常见不良反应是腹胀、腹泻、肠鸣。

(5) DPP-4 抑制剂 (如西格列汀)：减少体内GLP-1 的分解，GLP-1 以葡萄糖浓度依赖的方式促进胰岛素分泌，注意胃肠道的不良反应。

口服降糖药物联合应用原则：机制互补，覆盖血糖谱，副作用不重叠，一般联合应用2种药物，必要时可联用3种药物，避免联用4种及以上药物。

(6) 胰岛素应用。

胰岛素治疗是控制高血糖的重要手段，理想的胰岛素治疗应接近生理性胰岛素分泌模式。胰岛素制剂有动物胰岛素、人胰岛素和胰岛素类似物。胰岛素根据作用时间分为短效、中效和长效胰岛素，并已制成混合制剂，如诺和灵30R，优泌林70/30。

① 1型糖尿病需要用胰岛素治疗。非强化治疗者每天注射2~3次，强化治疗者每日注射3~4次，或用胰岛素泵治疗，需经常调整剂量。

② 2型糖尿病者口服降糖药失效者先采用联合治疗方式，方法为原用口服降糖药剂量不变，睡前晚10：00注射中效胰岛素或长效胰岛素类似物，一般每隔3天调整1次，目的是把空腹血糖降到4.9~8.0 mmol/L，无效者停用口服降糖药，改为每天注射2次胰岛素。

胰岛素并不是老年、病重、久病患者的专利，也并不一定需要终身使用，要根据病情，该用则用，不要错过胰岛素使用的最佳时机，使用胰岛素的目的是预防并发症，避免糖尿病带来的伤害。实践证明，胰岛素可使血糖迅速控制在目标水平以下，并可长期维持在理想水平，故可减少高血糖导致的血管损害，减少或延迟并发症的发生，而且胰岛素的副作用相比于口服药物要小。胰岛素治疗的最大不良反应为低血糖。胰岛素治疗患者需加强教育，坚持生活方式干预；进行自我血糖监测；掌握低血糖的危险因素、症状和自救措施。

胰岛素注射装置的合理选择和正确的胰岛素注射技术是保证胰岛素治疗效果的重要环节。胰岛素注射技术教育内容包括：胰岛素治疗的方案，注射装置的选择及管理，注射部位的选择、护理及自我检查，正确的注射技术(包括注射部位的轮换、注射角度及捏皮的合理运用)，注射相关并发症及其预防，长度合适的针头选择，针头使用后的安全处置。

4. 自我监测最重要

"不知道自己血糖状况的糖尿病患者，就像没带武器上战场的士兵，二者的危险程度相似。"

——美国糖尿病教育者协会

(1) 多点血糖监测(三餐前、三餐后及睡前有不适感觉时，如怀疑有夜间低血糖，可加测凌晨3点血糖)能更准确反映血糖控制情况。

(2) 空腹血糖指空腹10~12小时的血糖，餐后2小时血糖是指从第一口饭吃下去开始，过2小时测得的血糖值。

当糖尿病患者血糖低于3.9 mmol/L时称为低血糖，低血糖反复发作或较长时间的低血糖昏迷可引起脑部损伤，因此要积极预防低血糖的发生。随身携带糖尿病诊断卡及甜食，一旦出现低血糖症状，立即食用约15克糖或自救"12345"：1杯糖水或果汁、2~3颗糖果、4~5块饼干。

> **小贴士**
>
> **低血糖自救三步口诀**
>
> 吃15克糖，等15分钟，然后再打120。

吃15克糖，等15分钟，若复测血糖仍低于3.9 mmol/L，重复第一步，如果患者出现昏迷或者意识模糊，难以自行进食，应迅速送往医院。

5. 掌握知识是关键

糖尿病并发症既与糖尿病有关，也与人体自身的衰老密切相关。因此持续、适度地控制代谢指标(血糖、血压和血脂)，把握健康的主旋律，应该是广大糖尿病患者面对糖尿病、阻击并发症的利器。控制目标值见表3.7。

表3.7　控制目标值

项目	目标值
空腹血糖	3.9~7.2 mmol/L
非空腹血糖	≤10.0 mmol/L
糖化血红蛋白(HbA1c)	<7%

早发现、早治疗是防治糖尿病并发症的最重要措施。因此对糖尿病人群进行糖尿病慢性并发症的筛查，以早期发现糖尿病的慢性并发症。糖尿病患者至少每年测定肝肾功能及血脂一次，异常者应每半年或3个月查一次。有高血压的患者至少每周监测一次血压。2型糖尿病患者从发病起就应每年查一次眼底。如有眼部感觉异常，应每半年或3个月查一次。24小时尿白蛋白定量或尿白蛋白与肌酐比值应每半年检查一次，异常者需3个月查一次。每年定期检查周围神经病变和下肢血管病变，如肌电图、多普勒超声检查、血流测定、肱动脉与足背动脉血压比值。另外要定期做心电图、颈动脉超声，及早发现冠心病和动脉硬化。

高血压和高脂血症是引起血管损害的重要因素，而糖尿病并发症都与血管损害有关。糖尿病常伴有高血压、高血脂，糖尿病合并高血压者应将血压控制在130/80 mmHg以下；有蛋白尿、肾功能损害者，应将血压控制在125/75 mmHg以下。血胆固醇、甘油三酯和低密度脂蛋白都与糖尿病并发症有关，应尽量长期控制在正常范围。此外，还要戒烟、防止肥胖。

总之，糖尿病的管理要实现"四早"概念，即早诊断、早治疗、早达标、早获益!

第三节　脑卒中高危因素管理之高血脂

研究表明，中国40岁及以上脑卒中人群的主要伴随危险因素中，以高血压最为常见，比例为71.76%，其次为血脂异常，伴随比例为52.87%。胆固醇水平是导致缺血性脑卒中或短暂性脑供血不足复发的重要因素，降低胆固醇水平可以减少缺血性脑卒中或短暂性脑供血不足的发生、复发和死亡。那么，脑卒中患者该如何管理血脂呢？

一、高血脂的定义

血脂是血液中胆固醇、三酰甘油和类脂的总称。在多数医院所提供的化验单中，血脂检验项目主要包括胆固醇和甘油三酯两组参数，其中总胆固醇(TC)又被分为高密度脂蛋白胆固醇(HDL-C)和低密度脂蛋白胆固醇(LDL-C)等，以低密度脂蛋白胆固醇最为重要。

低密度脂蛋白胆固醇负责把胆固醇由肝脏运输到斑块内，又被称作"坏胆固醇"；而高密度脂蛋白胆固醇的作用相反，它主要负责把斑块内的胆固醇运输出来，又被称作"好胆固醇"。因而LDL-C越高，越容易形成斑块；HDL-C较高时则可降低形成斑块的风险。正常参考值详见表3.8。

表3.8　血脂化验正常参考值

项目	正常参考值
总胆固醇(TC)	3.1~5.7 mmol/L, 120~220 mg/dL
甘油三酯(TG)	0.4~1.7 mmol/L, 35~150 mg/dL
高密度脂蛋白胆固醇(HDL-C)	1.0~1.6 mmol/L, 38.6~61.8 mg/dL
低密度脂蛋白胆固醇(LDL-C)	0~3.4 mmol/L, 0~131.3 mg/dL

注：mg/dL为毫克每分升。

血脂化验中只要有1项异常，即可诊断为"血脂异常"。《中国成人血脂异常防治指南(2016年修订版)》中对血脂异常规定如下：TC>6.2 mmol/L(240 mg/dL)为高胆固醇血症；TG>2.3 mmol/L(200 mg/dL)为高甘油三酯血症。建议正常人群LDL-C理想水平<2.6 mmol/L(100 mg/dL)，HDL-C理想水平>1.03 mmol/L(40 mg/dL)，这对预防动脉粥样硬化性心血管病(ASCVD)极为有益，可使其发病率及死亡率大大下降。其他血脂项目如载脂蛋白A1(Apo A1)、载脂蛋白B(Apo B)、脂蛋白(a)(Lp(a))、非HDL-C理想水平<3.4 mmol/L(130 mg/dL)的临床应用价值也日益受到关注。

二、高血脂的症状

很多人认为高血脂不会引起不适症状，或者部分高血脂患者确实暂时未表现出不适，只是化验结果异常，因而不以为意。而实际上高脂血症也会引起不适症状，多表现为：头晕、神疲乏力、失眠健忘、肢体麻木、胸闷、心悸等，还会与其他疾病的临床症状相混淆。另外，高脂血症常常伴随着体重超重与肥胖。

三、高血脂的危害

高血脂如何引起上述不适症状呢？其实，无论冠心病、心肌梗死，还是脑卒中，其病理生理机制都是动脉粥样硬化斑块形成甚至破裂。动脉粥样硬化斑块是胆固醇进入了血管内皮下，逐渐聚集增多而形成的，斑块越大，血管管腔的狭窄与堵塞就越严重。如果斑块突然破裂，会使血管腔在很短时间内迅速闭塞，造成相应区域组织器官的缺血坏死，导致心肌梗死或脑梗死等严重疾病的发生。主要表现如下：

(1) 导致高血压：使人体形成动脉粥样硬化，血管紧张素转化酶会大量激活，促使血管动脉痉挛，肾上腺分泌升压素，导致高血压，从而引起一系列疾病，如脑卒中、冠心病、心功能衰竭、肾功能衰竭等。

(2) 导致肝功能受损：长期高血脂会导致脂肪肝，肝动脉粥样硬化受到损害，肝小叶损伤，结构发生变化，从而导致肝硬化等。

(3) 导致血管硬化：高血脂导致血管粥样硬化，大量脂类物质蛋白在血浆中沉积移动，降低血流速度，并通过氧化作用酸败后，沉积在血管内皮并长期黏附在血管壁上，损害血管内皮，形成血管硬化。

(4) 导致冠心病：长期高血脂导致动脉粥样硬化，使冠状动脉内血流量变小，血管腔变窄，心肌注血量减少，造成心肌缺血，导致心绞痛，形成冠心病。

四、高血脂的预防及宣教

高血脂可以出现很多不适症状，会引起严重的危害，所以我们要坚持健康的生活方式，"管住嘴、迈开腿"，远离高血脂、管住高血脂。

1．坚持健康饮食

低脂、低胆固醇、低盐、低糖，均衡营养、减少饱和脂肪和高热能食物摄入。

血脂正常的人每日饮食应包含25~40克以谷类、薯类为主的膳食纤维，每日摄入胆固醇应低于300毫克(一个鸡蛋黄约含胆固醇200毫克，因此，一个正常人每天吃一个鸡蛋是允许的)；已有动脉粥样硬化性心血管病(atherosclerotic cardiovascular disease，ASCVD)或高危人群，摄入脂肪不应超过总能量的20%~30%；高甘油三脂血症者更应尽可能减少每日摄入的脂肪总量，每日烹调用油应低于30克。脂肪摄入应优先选择富含不饱和脂肪酸的食物(如深海鱼、鱼油、植物油)。

日常饮食中，应做到高优质蛋白、低脂肪，多吃新鲜的蔬菜水果，主食中应注意搭配部分粗粮，少食精制食品、甜品、奶油、巧克力等。燕麦、玉米、海带、紫菜、胡萝卜、山楂、木耳、冬瓜等具有较好的降血脂作用，可适当增加进食。常见的胆固醇含量较高的食物有肥肉、动物内脏、油炸食品、禽蛋等，鱼籽、咸鸭蛋黄等不宜选择。具体膳食可以参考表3.9。

表3.9　高血脂患者膳食控制参考方案

食物类别	限制量	选择品种	减少或避免品种
肉类	75克/天	瘦肉(羊肉、猪肉)、去皮禽肉、鱼肉	肥肉,加工肉类制品,鱿鱼,动物内脏
蛋类	3~4个/周	鸡蛋、鸭蛋、蛋清	蛋黄
奶类	250克/天	牛奶、酸奶	全脂奶粉
食用油	20克/天	花生油、菜籽油、豆油、葵花籽油、色拉油、调和油、香油	猪油、牛羊油、奶油、鸡鸭油、黄油
糕点、甜品	最好不吃	—	油条、油饼、奶油蛋糕、巧克力、冰激凌、雪糕
糖类	<10克/天	红糖、白糖	—
新鲜蔬菜	400~500克/天	深绿、深黄蔬菜	—
新鲜水果	50克	各种水果	加工果汁,加糖果味饮料
盐	<6克/天	—	含盐高的食物或饮料(如酱菜、豆腐乳等)
谷类	<500克/天(男) <400克/天(女)	米、面、杂粮	—
干豆	<30克/天	黄豆及豆腐等豆制品	油豆腐、豆腐泡、素什锦等含油多的豆制品

推荐成年人采用低热量饮食，包括水果、蔬菜(多样化、每天多份)，谷类(含胚芽和麸的谷类)，鱼类和瘦肉；进食降 LDL-C 的营养素，如植物固醇/甾醇(每天 2 克以内)和可溶性纤维(10~25 克/天)等；限制饱和脂肪酸、反式脂肪酸、胆固醇的摄入。

2. 有规律的运动

《中国成人血脂异常防治指南》(2016 年修订版)建议，每周进行 5~7 次、每次 30 分钟以上的中等量级有氧运动。步行、慢跑、太极拳、门球、气功等均是值得提倡的运动方式。若在运动过程中出现不适症状，应停止运动并视情况决定是否需要处理。患有心脑血管疾病者尤需注意。

2017 年，美国临床内分泌医师协会(AACE)与美国内分泌学会(ACE)联合颁布了《血脂异常管理与动脉粥样硬化疾病预防指南》，其中推荐每周进行 4~6 次、每次 30 分钟以上的中等强度运动，如快走、骑踏步机、水中有氧运动、清扫/擦地等，并可通过全天间歇性(每次至少 10 分钟)运动方式提高人群依从性。除有氧运动外，推荐每周进行 2 次肌肉力量训练。

3. 戒烟、限酒

吸烟零容忍，每日限饮红酒 50 毫升以下。

4. 控制体重

保持理想体重，严防肥胖，体质量指数(BMI= 体重(千克)/身高(米)^2)维持在 20~23.9 之间，24~27.9 为超重，≥28 为肥胖；腰围男性<90 厘米，女性<85 厘米，超过者为腹型肥胖，肥胖是 ASCVD 的一个重要危险因素。

五、 高血脂的治疗

1. 高血脂危险分层及降脂目标

动脉粥样硬化性心血管病的"危险分层"根据每个人具备不同的危险因素分为"极高危""高危""中危""低危"4个层次。详细分层及各层次血脂目标值见表3.10。

2. 血脂异常的药物治疗

多项大型中老年人心脑血管疾病一级和二级预防的临床循证研究表明，对一些特殊人群，如高血压、糖尿病、代谢综合征、急性冠脉综合征患者，无论血脂多少，都应尽早应用他汀类药物联合治疗，可显著降低心血管事件的发生率及死亡率，且有证据表明即早使用，即早受益；长期使用，逐年增效。

对高龄老人(≥80岁)若合并血脂异常或其他危险因素者，如无特殊原因或禁忌证，须积极稳妥地使用他汀类药物。不提倡老年人以过分严格限制饮食和过快减轻体重的措施来调理血脂异常。对于不耐受他汀类药物的老年患者，可考虑更换特征不同的他汀类药物。

目前我国临床常用的降脂药物主要有他汀类(如辛伐他汀、氟伐他汀、阿托伐他汀、瑞舒伐他汀、普伐他汀、匹伐他汀)、贝特类(如非诺贝特、苯扎贝特等)、烟酸类(如烟酸缓释剂)、胆固醇吸收抑制剂(依折麦布)。

表3.10 危险分层及降脂目标

危险分层	分层具体条件	总胆固醇目标值(TC)	低密度脂蛋白胆固醇目标值(LDL-C)
较高危	具备其中一条者即为较高危： 1. 粥样硬化性心血管疾病(冠心病、不稳定性心绞痛、急性冠脉综合征、冠脉支架、搭桥、陈旧心肌梗死、卒中、短暂脑缺血发作)； 2. 糖尿病合并靶器官损害，如蛋白尿等，或伴有吸烟、高血压、血脂异常等危险因素； 3. 严重的慢性肾脏疾病(肾小球滤过率≤30毫升/分钟/1.73米²)； 4. 外周血管疾病，如下肢动脉栓塞等	≤3.1 mmol/L (120 mg/dL)	≤1.8 mmol/L (70 mg/dL)
高危	具备其中一条者即为高危： 1. 糖尿病、年龄≥40岁，并且1.8< LDL-C≤4.9 mmol/L 或 3.1<TC<7.2 mmol/L； 2. 1级并有两个以上其他危险因素，如吸烟、肥胖、HDL-C < 1.0 mmol/L 或高血压3级，血压 > 160/100 mmHg 合并靶器官损害、LDL-C≥2.6 mmol/L； 3. 血脂异常，LDL-C≥4.9 mmol/L(189 mg/dL)或TC≥7.2 mmol/L (278 mg/dL)； 4. 慢性肾病Ⅲ期，肾功能损害(肾小球滤过率：30~59毫升/分钟/1.73米²)	≤3.6 mmol/L (140 mg/dL)	≤2.6 mmol/L (100 mg/dL)
中危	具备2~3条者即为中危： 1. 吸烟、酗酒； 2. 年龄：男性 > 45 岁，女性 > 55 岁； 3. HDL-C < 1.0 mmol/L； 4. 高血压1级：140 ~ 159/90 ~ 99 mmHg； 5. 糖耐量异常(餐后2小时血糖≥7.8 mmol/L)； 6. 肥胖(BMI ≥ 28 千克/米²)； 7. 早发缺血性心血管病家族史或家族遗传性高胆固醇血症； 8. 膳食结构不正常(高脂、高盐、高热能、少蔬菜、少碳水化合物)； 9. 缺乏运动、睡眠不足、熬夜； 10. 精神紧张、心理压力大、过度疲劳	≤4.6 mmol/L (178 mg/dL)	≤3.4 mmol/L (130 mg/dL)
低危	0~ 1 个危险因素即为低危	≤5.7 mmol/L (220 mg/dL)	≤3.4 mmol/L (130 mg/dL)

我国自行研发的中成药血脂康的主要活性成分是洛伐他汀，故也可归为他汀类。不同种类药物的临床作用特点、对血脂参数的影响以及对预后的作用有所不同，其适应证也不尽相同，患者应遵医嘱用药。国人使用他汀剂量多数适合中小剂量，一般每天一次，晚餐后服用。服用6~8周，若血脂仍不达标，可与胆固醇吸收抑制剂联合用药，安全有效。

3. 他汀类药物的副作用

他汀类药物总体耐受性好，但有导致转氨酶升高、横纹肌溶解、肾功能损害等副作用的可能，且随剂量增加风险升高。对初始用药的患者，6周内应复查血脂、转氨酶和肌酸激酶，无不良反应且LDL-C达标后，可调整为6~12个月复查一次。

(1) 肝酶异常：丙氨酸氨基转移酶(ALT)升高>正常上限3倍以上，发生率为0.5%~2.0%，多发生在开始用药后3个月内，若持续不降须及时减量或停药。

(2) 横纹肌溶解及肌炎的相关症状：如肌肉酸痛、疲惫乏力、肌肉萎缩、痉挛、关节炎及关节痛等，其发生率为1.5%~3.0%，老年人可升高至13.2%。老年、瘦弱女性、肝肾功能异常、多种疾病并存、多种药物合用、围手术期患者容易发生他汀类药物相关的疾病，可适当减量，必要时须及时停药。

(3) 肾功能损害：多由于严重横纹肌溶解，产生大量肌红蛋白，对肾小管产生堵塞及毒害作用，可导致急性肾功能衰竭，发生率为0.1%，此类严重不良反应与剂量过大或不合理合并用药密切相关。他汀类药物与免疫抑制剂环孢菌素、大环内酯类抗生素红霉素、抗真菌药康唑类、调脂药吉非贝齐、烟酸、抗心律失常药胺碘酮等合用时，可增加横纹肌溶解和肾功能衰竭的发生率，须慎用。

(4) 消化道症状：常见的有食欲不振、腹胀、腹痛、腹泻等，发生率<2%，一般症状轻微，不影响继续用药治疗。

(5) 对糖代谢有潜在不良影响：有文献报道，长期用药可使新发糖尿病发生率上升3%~12%。他汀类药物对心血管疾病的总体益处远大于新增糖尿病风险，无论是糖尿病高危人群还是糖尿病患者，有他汀类药物治疗适应证者，仍应继续坚持用药，调理血脂异常，无须因噎废食。新增糖尿病风险与他汀类药物应用剂量，年龄，合并高血压、代谢综合征、肥胖(BMI≥28)等因素呈正相关。

第四节　脑卒中高危因素管理之房颤

近年来调查数据显示，我国30~85岁居民房颤的患病率为0.77%。房颤使脑卒中的发生率升高5倍，房颤所致脑卒中具有高致残率、高病死率及高复发率的特点，例如有房颤者相关缺血性脑卒中的病死率几乎是无房颤脑卒中者的2倍。所以房颤治疗的核心是预防栓塞，而如何管理好房颤是脑卒中患者健康管理的重要组成部分。

一、房颤的定义

心房颤动(atrial fibrillation，AF)简称房颤，是一种常见的心律失常，是指规则有序的心房电活动丧失，代之以快速无序的颤动波，是严重的心房电活动紊乱。其主要心电图特征为P波消失，代之以小而不规则的基线波动，形态与振幅均变化不定，称为f波，频率为350~600次/分钟，RR间期绝对不等，心电图特点如图3.5所示。

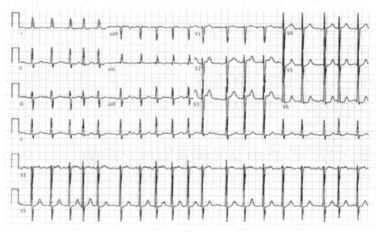

图3.5　典型房颤心电图

根据房颤相关症状、持续时间和能否自发终止，房颤可分为五类：初发房颤(首次发作或首次发现)、阵发性房颤(持续时间≤7天，不超过48小时，能自行终止)、持续性房颤(持续时间>7天，非自限性)、长程持续性房颤(持续时间≥1年，患者有转复愿望)和永久性房颤(持续时间>1年，不能终止或终止后又复发，无转复愿望)。根据房颤的潜在发病机制不同，又可分为继发于结构性心脏病的房颤、局灶性房颤、多基因房颤、术后房颤、二尖瓣狭窄和人工心脏瓣膜相关房颤、运动员房颤和单基因房颤等。

二、房颤的主要症状

部分患者可能经历过这类状况：突然感觉心跳得特别快，伴有头晕眼花，甚至喘不过气来，过一会儿又自行缓解了。这很可能就是阵发性房颤发作。房颤患者还有哪些具体症状呢？

(1) 心悸：心跳加快，伴有乏力或疲劳感。

(2) 眩晕：头晕眼花甚至昏倒。

(3) 胸部不适：心前区疼痛、压迫感或者不舒服。

(4) 气短：在轻度体力活动或者休息时感觉呼吸困难，有些患者可能没有任何症状。

房颤症状的轻重受心室率快慢的影响。心室率超过150次/分钟，患者可发生心绞痛与充血性心力衰竭。心室率不快时，患者可无症状。

三、房颤的主要危害

长期的房颤会给身体造成严重的伤害。心房无序的颤动即失去了有效的收缩与舒张，心房泵血功能恶化或丧失，加之房室结对快速心房激动的递减传导，引起心室极不规则的反应。因此，心室律(率)紊乱、心功能受损和心房附壁血栓形成是房颤患者的主要病理生理特点，并由此引起的危害主要有：

(1) 脑卒中：血栓栓塞是房颤常见的并发症，房颤导致的栓塞事件中85%是脑卒中。当心房附壁血栓脱落，血液循环中的心源性栓子进入脑动脉引起血流障碍，造成局部供血区域的脑组织缺血以及坏死，从而导致脑功能障碍，引发心源性脑栓塞，因此预防房颤患者脑卒中的发生应该被视为管理房颤患者的重要内容，同时对于房颤患者脑卒中应及早预防及治疗。

(2) 引起心力衰竭：长期心房颤动会导致心房缺乏有效的收缩，心跳极不规则，心室充盈不完全，心排血量显著减少，容易引起心力衰竭。

(3) 诱发猝死：房颤是脑卒中最独立的危险因素，20%的脑卒中事件与房颤有关，35%的患者一生中可能会发生一次及以上的血栓栓塞事件，从而可能诱发猝死。

四、房颤患者脑卒中的风险评估

2014年美国房颤管理指南与2012年欧洲心脏病学会(ESC)指南均推荐脑卒中风险应依据CHA2DS2-VASc评分系统评定，详见表3.11。

表3.11 CHA2DS2-VASc评分系统

危险因素	积分(分)
充血性心力衰竭(C)	1
高血压(H)	1
年龄≥75岁(A)	2
糖尿病(D)	1
脑卒中/短暂性脑缺血发作/血栓栓塞病史(S)	2
血管疾病(V)	1
年龄65~74岁(A)	1
性别(女性)(Sc)	1

2016 年 ESC 心房颤动管理指南指出：CHA2DS2-VASc 评分系统总分值为 9 分，抗凝治疗方面，不推荐阿司匹林。对 CHA2DS2-VASc 评分 ≥2 分的患者建议使用口服抗凝药物(OAC)，优先选择新型口服抗凝药物(NOAC)。对 CHA2DS2-VASc 评分为 1 分的患者，可根据个体情况建议抗凝治疗。

五、房颤患者防治脑卒中的关键——抗凝治疗

1. 传统抗凝药：华法林

华法林是已被临床证实能明显降低房颤患者发生血栓栓塞事件的口服抗凝药，口服华法林使凝血酶原时间国际标准化比值(INR)维持在 2.0~3.0，能安全有效地预防脑卒中发生。研究表明，可使非瓣膜性房颤患者脑卒中或非中枢性血管栓塞的年风险率降低至 1.66%。同时，华法林是目前唯一可应用于瓣膜性房颤患者的口服抗凝药物，还具有价格低廉、服用方便等优势。所以，华法林是目前临床应用最为广泛的抗凝药物。

华法林抗凝效果肯定，但也存在许多局限性，如治疗窗范围小，个体差异大，易受食物、药物、酒精、年龄和某些疾病等的影响，出血风险高，使得患者的服药依从性较差，严重影响了其在房颤抗凝治疗中的应用。

用药期间需要定期监测凝血酶原时间的国际标准化比值(INR)水平等，以指导调整华法林的剂量，保证有效性和安全性。另一个评价华法林抗凝达标程度的重要指标是INR 在治疗范围内的时间(time in therapeutic range, TTR)，即口服华法林期间达到目标 INR 的百分比，用 TTR

来分析评价口服华法林的达标情况和疗效差异。在服用华法林期间，不仅要关注 INR，还要关注 INR 的达标百分比 TTR，只有将TTR控制在58%以上，才能从华法林的治疗中真正获益。

华法林如同一把双刃剑，服用华法林的患者应注意以下几点：

(1) 宜规律服药。患者需每天同一时间服用(最好睡前服用，此时可减少或避免与其他药物同时服用而影响药效)。如忘记服药，4小时以内要补服；超过4小时不要补服，第二天正常用药，不要服用双倍剂量。

(2) 宜定期检查。服药期间必须配合监测凝血机制中的PT(血浆凝血酶原时间)和INR 值(国际标准化比值)，INR 目标值为2.0~3.0，未达标之前需每周监测1~2次，平稳后改为每1~2周一次，而后每月一次，间隔一般不能超过3个月。最好有"华法林日记本"，记录下每次检查INR的日期和数值大小，可由专科医务人员帮忙计算TTR，判断华法林的服用效果。若INR未达标或超过达标值，需及时与医师联系。

(3) 宜饮食规律。华法林的作用机理是拮抗维生素K来发挥抗凝作用。各种食物中维生素K的含量不同，因此饮食结构发生改变会影响华法林的效果。富含维生素K的蔬菜，如菠菜、芦笋、绿花椰菜和莴苣等都可能会增强华法林的抗凝作用。因此应尽量保持饮食结构的均衡，不必特意偏食或禁食某种食物，不要盲目改变食物结构，不盲目添加营养品。

(4) 注意药物间的相互作用。华法林的抗凝效果易受药物干扰，常见的抗生素如甲硝唑、阿奇霉素、头孢哌酮、左氧氟沙星等都会干扰华法林代谢，增强其抗凝效果。苯妥英钠和口服避孕药则可能降低其抗凝效果。因此，调整药物治疗时需告知医师正在服用华法林，注意药物间的相互作用，并监测INR，必要时调整华法林的剂量。对于正在服用华法林因其他疾病需进行手术治疗的患者，需在医师评估后，在手术前停用药物，一般需提前5~7天停药，并使用其他作用时间短的抗凝剂代替华法林，如普通肝素或低分子肝素等。

(5) 注意出血等不良反应。华法林最大的不良反应就是导致出血，服药期间请注意有无牙龈出血、鼻出血及黑便、血尿等情况。患者如发生小量出血或瘀斑时不必过于紧张，监测INR后，在医生的指导下调整药物剂量或停用药物，必要时可使用维生素K来中和华法林的抗凝作用。一般情况下出血停止后仍可使用华法林。如出现严重和长期的呕血、腹部膨胀、小便时尿中带血、严重的眼睛出血等情况，提示可能发生严重出血，需尽快到医院就诊，在专科医生的指导下治疗。

此外，目前市售的华法林最常用的有两种，国产(2.5毫克/片)及进口(3毫克/片)。如患者使用一种华法林，应尽量避免更换药物类型，换药后可能出现抗凝作用的变化；如必须换药，需配合监测INR重新调整剂量。

2. 新型口服抗凝药

目前心血管病专家建议，有下列情况者优先使用新型口服抗凝药(novel oral anticoagulant, NOAC)：

(1) 不能或不愿接受华法林治疗的患者(包括不能或不愿

定期监测INR者);

(2) 未经过抗凝治疗的患者;

(3) 既往使用华法林出现出血或INR不稳定的患者。

目前新型口服抗凝药均只用于非瓣膜病性房颤患者的抗凝治疗,对瓣膜病性心房颤动患者疗效并不理想。达比加群酯等新型口服抗凝药物现在尚无特异性拮抗剂,对于用药过量或出血并发症的处理比较棘手。新型口服抗凝药大多经肾脏或肝脏代谢,具有一定的肝毒性和肾毒性,对于肝肾功能不全的患者,易导致药物蓄积,增加出血风险,对此类患者抗凝用量宜减量,并定期监测凝血功能和肝肾功能。

目前尚无理想的监测新型口服抗凝药活性及安全性的方法和指标。用于监测维生素K拮抗剂的国际标准化比值(INR)并不适合新型口服抗凝药的监测。

3. 缺血性脑卒中或短暂性脑缺血发作后何时启动抗凝治疗

根据缺血严重程度(采用美国国立卫生院神经功能缺损评分(NIHSS)进行评估)决定随后启动抗凝治疗的时间。短暂性脑缺血发作和小灶性脑梗死可早期启动抗凝治疗。短暂性脑缺血发作后1天就可启动抗凝治疗。轻度脑卒中患者可在3天后启动抗凝治疗。中度或重度缺血性脑卒中患者需要评估临床情况及出血转化情况,可以考虑6~12天后启动抗凝治疗。

4. 颅内出血后何时启动抗凝治疗

相应的出血原因及危险因素被控制好后可以考虑在4~8周后再次启动抗凝治疗,在启动前建议进行多学科评估共同决策。

第 四 章

脑卒中的中医药防治

脑卒中到底选西医还是中医治疗呢?中西医治疗是可以相辅相成的，一般是先西后中。西医有迅速控制症状的作用，因此在脑卒中急性发作时建议以西医治疗护理为主。而中医药在改善患者体质方面有巨大的调理作用，因此在脑卒中的康复过程与预防管理方面，中医可以发挥自身独特的优势。

近年来，脑卒中康复推荐在现代康复医学的基础上结合传统中医疗法，取得了一定疗效，其中的针灸疗法，在脑卒中康复中的应用极广。由于中医的特殊理论体系，目前国际上普遍接受的循证医学理论不适合作为标准的评价方法来衡量中医疗法的疗效。因此实践中，应以实用性为原则，采用中医辨证施治的方法。

第一节　中医对脑卒中的认知

脑卒中，中医学上称为中风，发病迅速，与自然界"风"的特性一致，善行数变，症见多端，如昏、瘫、哑、睿、麻，好侵袭人体头面、巅顶，古代医学家将其类比而得名"中风病"；又犹如秋风扫过，半身枯萎，所以古人也有过别称"偏枯"。中风之名首见于《内经》，病名可追溯到汉代，在东汉张仲景的《金匮要略》中，以中风单独列节，并有详细论述。金元时代，始重视内因。元代王履在其《医经溯洄集》中将外风引起者称为"真中风"，内因引起者称为"类中风"，明代楼英从发病缓急考虑，在《医学纲目》中提出了"脑卒中"作为病名，明末清初李中梓提出了"中风先兆"之名，清代王清任提出了"内中风"之名。

本病成因复杂，中医认为不外虚实两大类。精血衰耗，肝肾阴虚者为虚证；肝阳偏亢、化火动风，夹有痰瘀者为实证。脑卒中又有中经络、中脏腑之分，其轻者为中经络，重者则多属中脏腑，而中脏腑又有内闭、外脱两种趋势，闭证又有阴闭、阳闭之别。这在辨证施治上都有较大的参考价值。

第二节　中医药对脑卒中的预防和调护

一、中风的病因

中医阐述中风的病因主要包括：

(1) 正衰积损(先天因素)。年老体弱，或久病气血亏损，元气耗伤，脑脉失养，例如年龄因素，以中老年人多见。

(2) 劳倦内伤(后天因素)。疲劳过度，阳气升张，引动风阳，或者肝阳暴张，血气上涌致使中风。

(3) 饮食不节。过食肥甘醇酒，致使脾胃受伤，气机郁结等。

(4) 五志过极。情志失调，引起气血逆行，引发本病。

中风虽急，但其形成与发生是循序渐进的过程，绝大多数中风患者在真正发病之前有长达若干月甚至几年的非健康"未病"状态。按照中医养生、治未病(预防)理论，进行调制，可以有效地阻断其进一步向疾病方向的转化。

二、中风的预防问题

在我国医学中早有论述，如元代朱丹溪提出"眩晕者，中风之渐也"。元代罗元益在《卫生宝鉴》中也提到"凡人初觉大指、次指麻木不仁或不用者，三年中有中风之疾也"。清代李用粹在《证治汇补·预防中风篇》中也强调"平人手指麻木，不时眩晕，乃中风先兆，须预防之。宜慎起居，节饮食，调情志"。以上记录均体现了中医"治未病"的理论，其分为未病先防、既病防变、病后防复发三个层次，与现代医学心脑血管病的"三级预防"不谋而合。

三、中医养生(预防)

中医养生理论基础包括：整体观念、天人相应和阴阳平衡。中医养生预防中风的主要方法如下：

(1) 情志调摄。通过清静养神、控制和调节情绪、以情制情等方法调畅情志。

(2) 时间养生。即顺应四时，起居要顺应气候变化，春夏养阳、秋冬养阴，春捂秋冻。

(3) 饮食养生(食疗为助)。合理饮食，忌肥甘厚味、动风、辛辣刺激之品，禁烟酒，谨和五味、辩证施食，酸苦甘辛咸五味不可偏嗜，食补忌无病进补，忌多多益善，忌虚实不分，忌以药代食等。

(4) 适劳逸，慎起居，适宜运动。中风患者多形体丰腴，而又常与高血压及动脉硬化有关，预防和治疗方面都强调要与运动相配合。适宜运动可调节脏腑功能，使机体阴阳气血平衡协调。传统保健中的"五禽戏""太极拳""八段锦""易筋经"等均有益身心。

总之，要做到心态平和，顺应四季，起居有常，饮食有节，适宜运动，以防止中风和复发。

第三节　中医药对脑卒中的治疗

在治疗上，开窍、固脱是重要的急救措施；豁痰通络、化瘀和络是治标的常规大法；滋养肝肾、调和阴阳才是治本的根本法则。中医特色手段中，艾灸预防中风实证内容很丰富，强调重视先兆症状，坚持施灸，可明显缓解病情。治疗方法主要还有以下几种：

一、针灸治疗

在脑卒中的早期，针灸治疗可以开窍醒脑，通达血脉。后期通过刺激偏瘫的神经肌肉，改善中枢神经系统功能缺损和重塑周围神经功能，有效促进患者肌肉神经再生，提高运动神经元的恢复，重建运动神经元的功能，改善患者病态条件反射模式，提升患者肢体的协调能力。针对患者存在的半身不遂、口眼歪斜、言语不利、吞咽困难等症状分别采用不同的针灸治疗方法，临床验证有肯定疗效。一般在临床当中很多治疗仅用常用穴，再根据症状需要配辅助穴。

二、推拿治疗

推拿治疗是通过手法对患者体表部位或者穴位的良性刺激，主要起到以下五个方面的作用：一是使局部组织温度升高，促进血液循环，改善患侧肢体组织细胞营养代谢；二是通过神经末梢的负反馈作用，调节大脑皮层神经细胞，使受损的神经细胞功能恢复，促进大脑功能的重建；三是放松及充分拉长紧张或痉挛的肌肉，解除紧张痉挛；四是解除肌腱、关节绞索、错位，促进肢体关节功能恢复；五是缩短康复时间，减少并发症发生。

三、中医经典方剂治疗

补阳还五汤是清代著名医学家王清任专门为治疗中风后遗症而设的，现代多数治疗中风的中成药均以此方作为基础。现代药理学表明，补阳还五汤可以扩张血管，增强脑血管的血流量，从而提高机体清除自由基的能力，降低了脂质过氧化损伤，增进神经系统的修复，与此同时还能提高血小板的功能，改善患者异常的血小板活化，从而改善患者不良的血液循环状态。

第四节　中医药防治脑卒中的常见误区

中医药防治脑卒中的常见误区主要有以下几点：

一、自选中药或饮片

有些人认为中医药无副作用，或误听、误信广告推荐，选择中医药时不够谨慎。中药制剂对预防脑卒中复发和治疗后遗症能起到良好的效果。但中成药种类很多，不仅仅是活血化瘀，每一种中成药的作用均有侧重，中医的精华在于辨证施治、分证论治，并非是所有人都能辨别的。建议患者不要自行挑选，而应该先咨询专业人员，让专业的中医师根据病情和体质等辨证论治，尽量发挥药物的最佳效果，避免错选药物的危害。

二、针刺治疗的时机

中风的治疗时机是影响针刺疗效非常重要的因素之一。有人认为针刺治疗只适用于中风后遗症期，也有人认为越早进行针刺治疗，可塑性越好。其实何时针刺为好，应首先分辨中风的性质，是缺血性还是出血性。如果诊断为缺血性中风，针刺治疗越早，则疗效越好。出血性中风要绝对卧床4~6周，避免一切刺激，预防再度出血，针刺治疗应在生命体征稳定、神志清楚、病情不再进展48小时以后进行。

三、中风的康复就是针刺和按摩

中医的康复包括运动疗法、中医心理治疗、康复工程和康复护理等，针灸和按摩仅仅是中医康复治疗的两种手段。综合的康复治疗还包括作业疗法、物理治疗、言语治疗等多种手段。

四、针刺和按摩的部位

很多人认为脑卒中按摩和针刺只需要将重点放在手脚上，其实只关注手脚，一般效果较差，需要配合其他部位。例如头面部有头针刺激区和国际标准化头针穴线两种方法。肢体取穴以足阳明胃经、手阳明大肠经和阿是穴为主。在具体的实践中应根据患者的病情、时机等，在经验丰富的中医师辨证指导下进行，切勿盲目施针，以防治疗措施不当造成病情加重。

附　　录
社区脑卒中患者结构化教育示例

社区脑卒中患者结构化教育示例如表1所示。

表1　社区脑卒中患者结构化教育示例

干预时机	干预模块	模块内容
理论知识	模块一： 脑卒中科普	1. 您了解脑卒中吗？ 2. 脑卒中如何预防？ 3. 您了解脑卒中的预警症状吗？ 4. 如何正确就医？
第一次面对面 或家庭访视	模块二： 适应社区/ 康复指导	5. 环境安全评定与改造指导； 6. 吞咽功能评定及训练指导； 7. 饮食管理； 8. 用药指导及答疑解惑
第二次面对面		9. 偏瘫肢体康复训练指导； 10. 大小便管理指导； 11. 管道护理示范指导； 12. 体位适应性训练及答疑解惑
第三次面对面		13. 言语训练指导； 14. 转移和站立行走训练； 15. 日常活动及作业训练指导； 16. 并发症预防指导及答疑解惑
第四次面对面		17. 心理健康评定与指导； 18. 辅助用具咨询指导； 19. 不良习惯及起居指导； 20. 照护者指导及答疑解惑

参考文献

[1] Zhao J，Liu R. Stroke1-2-0：a rapid response programme for stroke in china[J]. Lancet Neurol，2016，16(1)：27-28.

[2] Powers W J，Rabinstein A A，Ackerson T，et al. 2018 Guidelines for the Early Management of Patients with Acute Ischemic Stroke：A Guideline for Healthcare Professionals from the American Heart Association／American Stroke Association[J]. Stroke，2018，49(3)：46－110.

[3] 中华医学会神经病学分会，中华医学会神经病学分会神经康复学组，中华医学会神经病学分会脑血管病学组. 中国脑卒中早期康复治疗指南[J]. 中华神经科杂志，2017，50(6)：405-412.

[4] 谢立娟，王建华，田素斋，等. 基于运动想象的康复指导在脑卒中偏瘫患者中的应用[J]. 中华现代护理杂志，2016，22(26)：58-61.

[5] 许胡梅. 个体化早期康复锻炼对脑卒中偏瘫患者运动能力、生活活动能力及生活质量的影响[J]. 临床护理杂志，2017，16(1)：17-19.

[6] 于兑生. 偏瘫康复治疗技术图解[M]. 6版. 北京：华夏

出版社，2009.

[7] 高春林，巫嘉陵. 脑卒中后抑郁临床研究进展[J]. 中国现代神经疾病志，2017，17(4)：249-253.

[8] 张静莎. 近10年电针治疗脑卒中后抑郁的研究现状[J]. 针灸临床杂志，2017，33(2)：73-76.

[9] 中国医师协会神经内科医师分会，神经心理与情感障碍专业委员会. 脑卒中后抑郁临床实践的中国专家共识[J]. 中国脑卒中杂志，2017，11(8)：685-692.

[10] 曾湘豫. 摆脱中风[M]. 北京：中国人口出版社，2016.

[11] 中华医学会神经病学分会神经康复学组，中华医学会神经病学分会脑血管病学组，卫生部脑卒中筛查与防治工程委员会办公室. 中国卒中康复治疗指南(2011完全版)[J]. 中国康复理论与实践，2012，18(4)：301-318.

[12] 国家基本公共卫生服务项目基层高血压管理办公室，基层高血压管理专家委员会. 国家基层高血压防治管理指南(2017版)[J]. 中国循环杂志，2017，32(11)：1041-1048.

[13] 中国成人血脂异常防治指南修订联合委员会. 中国成人血脂异常防治指南(2016修订版)[J]. 中华心血管病杂志，2016，44(10)：833-853.

[14] 2014年中国胆固醇教育计划血脂异常防治建议专家组，中国老年学学会心脑血管病专业委员会. 中国慢性疾病防治基层医院诊疗手册：血脂异常防治问答[J]. 中华健康管理学杂志，2014，8(5)：293-295.

[15] 梁依，赵文君，郭艺芳. 2017年AACE/ACE血脂异

常管理与动脉粥样硬化疾病预防指南简介[J]. 中国心血管杂志，2017，22(4)：235-237.

[16] 彭道泉. 2016年欧洲心脏病学会/欧洲动脉粥样硬化学会血脂异常管理指南解读[J]. 中国医学前沿杂志(电子版)，2017，9(6)：8-11.

[17] 郑刚. 2016血脂异常管理相关指南及专家共识更新解读[J]. 医药专论，2017，38(7)：441-444.

[18] 杨新春.《2016年欧洲心脏病学会心房颤动管理指南》解读[J]. 中国介入心脏病学杂志，2016，24(11)：623-628.

[19] 王吉云. 从《2016年欧洲房颤管理指南》看心房颤动卒中预防中的临床问题[J]. 中国全科医学，2017，20(2)：123-126.

[20] 孙亚蒙，陈莺，林岩，等. 卒中和短暂性缺血发作患者的卒中预防指南：美国心脏协会/美国卒中协会指南[J]. 神经病学与神经康复学杂志，2014，11(2)：61-112.

[21] 南京，杨水祥. 阵发性心房颤动与卒中预防进展[J]. 中华老年心脑血管病杂志，2015，17(6)：665-668.

[22] 王鹏，戴海龙，光雪峰. 房颤抗凝治疗进展[J]. 中国心血管病研究，2017，15(3)：200-204.